dr. med. ulrich
**strunz**

AF203933

# 77 tipps
### für ein
# gesundes herz

# Impressum

5. Auflage
Originalausgabe
© 2019 by Wilhelm Heyne Verlag, München
in der Penguin Random House Verlagsgruppe GmbH, Neumarkter Str. 28, 81673 München
www.heyne.de

**Redaktion:** Ernst Dahlke
**Bildredaktion:** Tanja Zielezniak
**Coverdesign:** Eisele Grafik-Design, München
**Layout/Satz:** Buch-Werkstatt GmbH, Bad Aibling/Kim Winzen
**Grafiken:** Buch-Werkstatt GmbH, Bad Aibling/Kim Winzen
**Druck und Bindung:** Litotipografia Alcione srl, Lavis

Printed in Italy

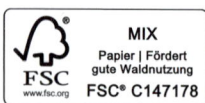

Penguin Random House Verlagsgrupp FSC®-N001967

ISBN: 978-3-453-60497-1

## Dank

Ich danke Marion Grillparzer sowie Dr. Kristina Jacoby für ihre großartige Unterstützung.

## Haftungsausschluss

Die Ratschläge in diesem Buch sind sorgfältig erwogen und geprüft. Sie bieten jedoch keinen Ersatz für kompetenten medizinischen Rat. Alle Angaben in diesem Buch erfolgen daher ohne jegliche Gewährleistung oder Garantie seitens des Autors und des Verlages. Eine Haftung des Autors bzw. des Verlages und seiner Beauftragten für Personen-, Sach- und Vermögensschäden ist ausgeschlossen.

## Bildnachweis

**Coverbild:** Getty Images / hdere; **Coverbilder Innenseiten:** Bigstock (einurbabayev, Pagina)
**Adobe Stock:** 120 (sakurra), 161 (MicroOne);
**Buch-Werkstatt GmbH:** 121 (Kim Winzen);
**iStockphoto:** 40 (pixelfit), 72 (IvanZivkovic), 140 (santypan), 164 (kamisoka), 168 (yacobchuk), 190 (martinwimmer);
**Jumpfoto:** 162, 163 (Kristiane Vey);
**Privat:** 8;
**Shutterstock:** 10 (StockLite), 51 (pathdoc), 66 (Africa Studio), 150 (ESB Basic)

dr. med. ulrich
**strunz**

# 77 tipps
### für ein
# gesundes herz

**Fit für ein langes Leben –
So halten Sie Ihre Gefäße jung und
senken das Herzinfarktrisiko**

**HEYNE ‹**

# Inhalt

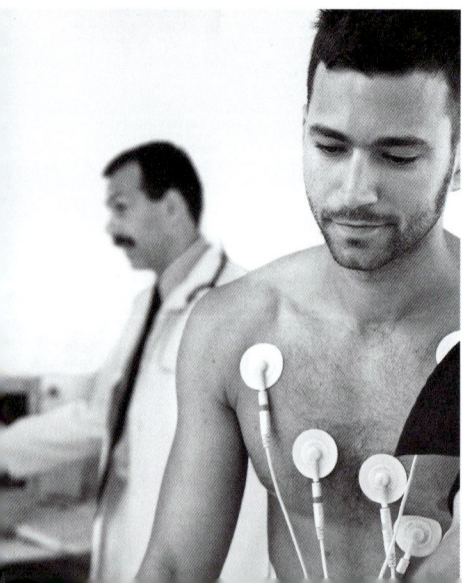

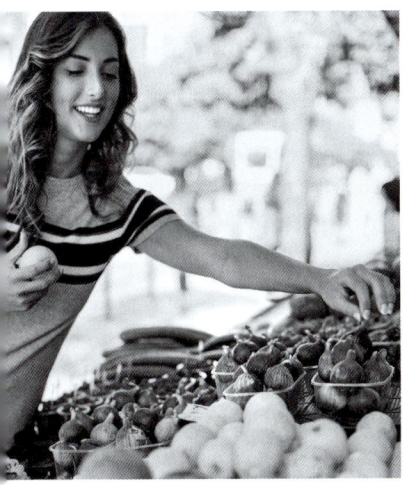

## Warum Ihr Herz Bewegung liebt

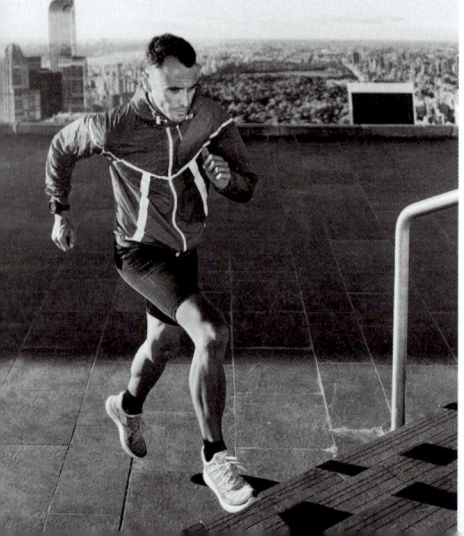

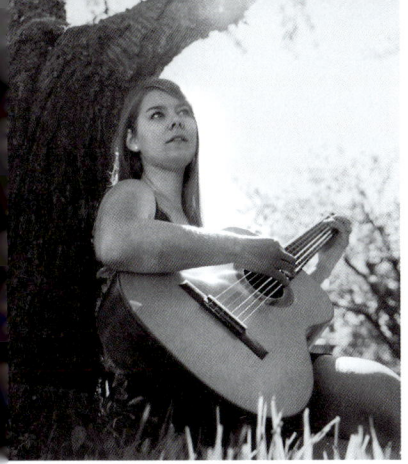

**Wie Sie sich herzglücklich denken**

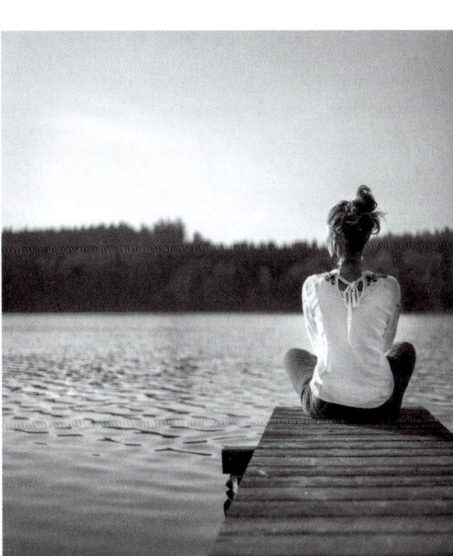

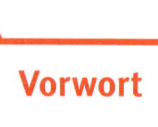

# Vorwort

»77 Tipps für ein gesundes Herz« feiert in diesem Jahr Geburtstag. 13 Jahre – endlich Teenie! Und höchste Zeit für Entwicklung. Forscher haben in der Zwischenzeit viele neue, spannende und ermutigende Fakten rund ums Herz gefunden. Viele davon finden Sie in dieser überarbeiteten Auflage. Lernen wir also unser treues Herz noch einmal neu kennen und … lieben!

Jeder zweite Deutsche stirbt an Herz-Kreislauf-Erkrankungen, an Herzinfarkt oder Schlaganfall. Nachdem er jahrelang Tabletten geschluckt und gelitten hat. Bitter! Weil es nicht sein muss. Wir wissen heute sicher, dass es anders geht.

Dazu gehört nur ein wenig … neues Denken. Finden wir im sonnigen Spanien: An der Universitätsklinik Barcelona wurden rund 7500 Übergewichtige mit erhöhtem Cholesterin, Zucker, Blutdruck einmal nicht mit Tabletten behandelt, sondern delikat ernährt: mit Olivenöl und Nüssen, denken Sie sich gerne frischen Fisch, bunte Salate und Pampelmusen dazu. Bekannt unter dem Stichwort Mittelmeerdiät.

Ein Drittel der Studienteilnehmer kochte mit Olivenöl, ein Drittel genoss täglich 30 Gramm Nüsse, ein Drittel aß fettarm. Resultat: Bei den Fettsparern tat sich nichts. Bei der Olivenölgruppe und bei den Nussessern reduzierte sich das Risiko für Herz-Kreislauf-Erkrankungen allerdings um ein ganzes Drittel. Ein Drittel! Das schafft keine Tablette auf dieser Welt.

Das wirklich Wichtige bei diesem Rezept, der Unterschied zwischen Leben und Tod, ist allerdings das, was nicht in der Studie steht. Was Sie *nicht* essen sollten, wenn Sie leben wollen. Um es gleich zu verraten: Süßigkeiten und leere Kohlenhydrate, billige Öle und Fette, Alkohol und Softdrinks. Was Sie *nicht* tun sollten, wenn Sie gesund werden wollen: zu viel am Schreibtisch arbeiten, zu viel im abgedunkelten Wohnzimmer hocken, zu wenig schlafen. Sie wollen es noch drastischer? Bitte: Bier, Kartoffelchips und Fernsehen machen Ihr Herz kaputt. Und Ihr Leben kürzer.

Muss nicht sein! Wir sind längst weiter. Wir kennen das Rezept für ein quicklebendiges Herz und das Rezept für ein langes Leben. Das Rezept, mit dem Sie Ihre Blutgefäße von starr auf elastisch zurückverwandeln. Wieder geschmeidig machen. Und damit sich selbst verjüngen. Schon gewusst?

Der Mensch ist so jung wie seine Blutgefäße.

Ein Satz, der mir täglich in der Praxis bestätigt wird. Von 80-Jährigen mit eindrucksvoller geistiger und körperlicher Beweglichkeit. Betonung liegt auf geistig. Lebensglücklich. Alles Menschen ohne Risikofaktoren. Die etwas verstehen von Öl und Nüssen, von Eiweiß, Früchten, Gemüse. Die sich ihr Leben lang gerne und viel bewegt haben, im Garten, am Berg, auf der Laufstrecke, in der Sonne. Und die sich von kaum etwas aus der Ruhe bringen lassen. Mentale Stärke.

Klingt einfach? Ist einfach. Sie haben die Quintessenz für Ihr gesundes Herz schon verstanden: Ernährung, Bewegung, Denken. Kommt Ihnen bekannt vor? Das ist ein guter Anfang. Weil die Sache mit der Umsetzung im Lebensalltag dann doch wieder herausfordernd ist, finden Sie auf den folgenden Seiten 77 ganz konkrete, hochaktuelle Tipps für Ihr gesundes Herz. Für Ihr langes Lebensglück!

Ganz besonders herzliche Grüße
und gutes Gelingen!

Ihr

*U. Struns*

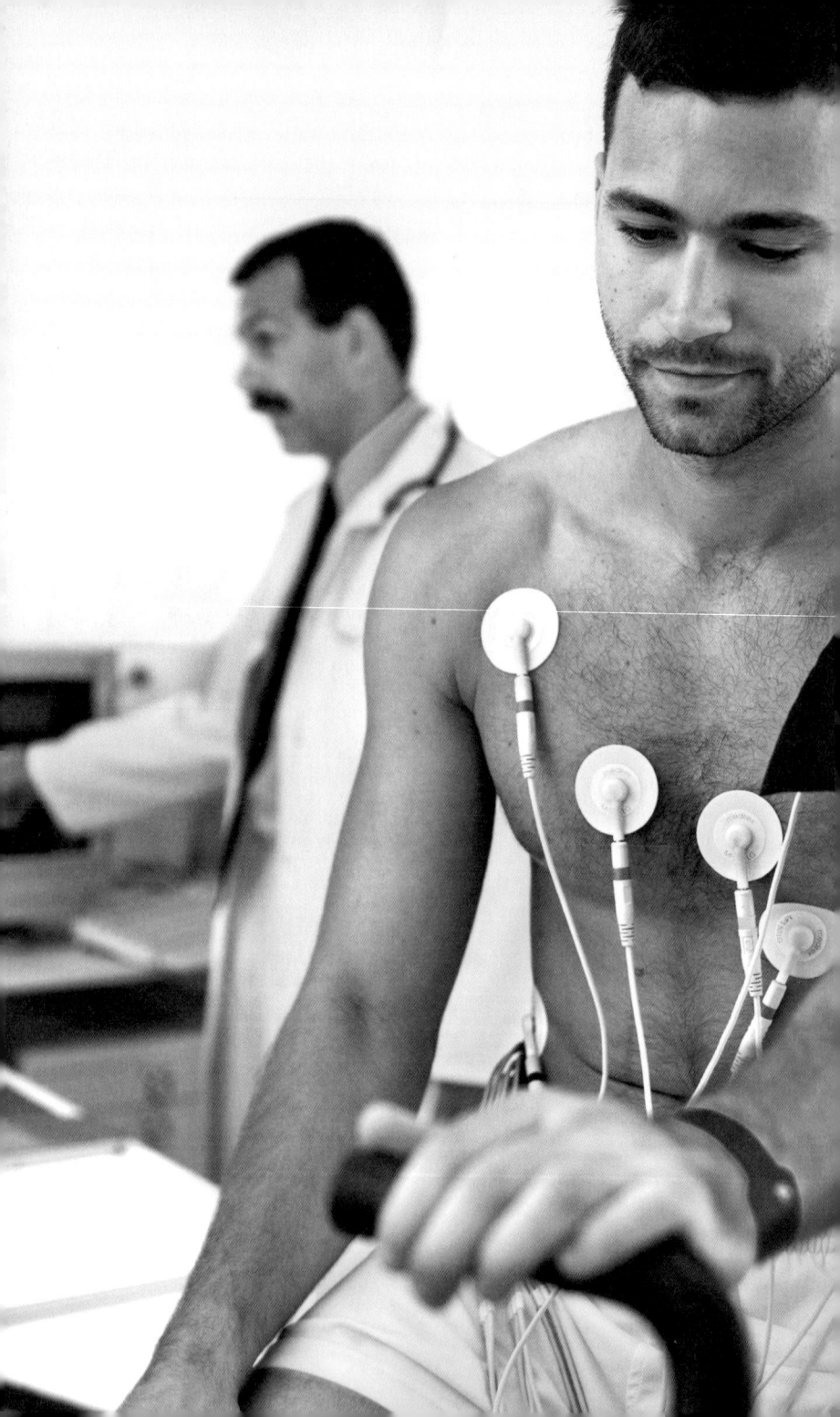

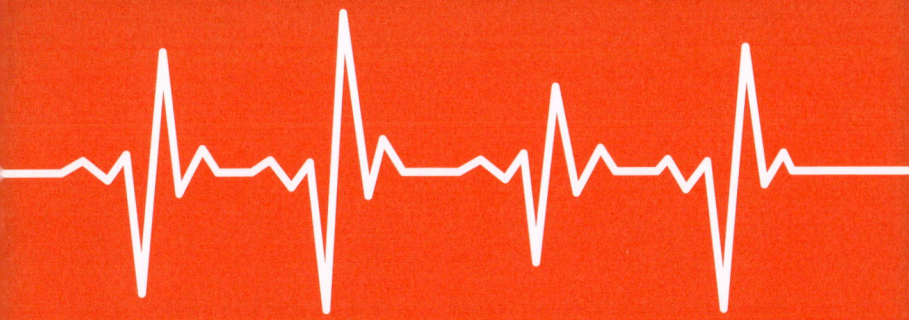

# Wie Ihr Herz schlägt und lebt

*Ihr Herz – unermüdlich im Einsatz. Wenn wir es denn lassen. Oft lassen wir es eben nicht! Zu viel Zucker und zu wenig Bewegung, zu viel Gewicht und zu wenig Entspannung, zu viel Alkohol und zu wenig gutes Cholesterin machen die Blutgefäße eng und treiben den Blutdruck hoch. Das macht unserem Herzen das Leben schwer. Richtig gelesen: Sie brauchen gutes Cholesterin. Und Pillen gegen Blutfett eher nicht. Schon gewusst?*

# Lernen Sie Ihren Lebensmotor kennen

Ballen Sie die Faust. Dann wissen Sie, wie groß Ihr Herz ist. Ihr Lebensmotor wiegt 300 Gramm und pumpt ohne Pause Blut. Die Pumpleistung garantiert, dass alle Organe und alles Gewebe, jede einzelne Zelle des Körpers versorgt werden. Auch Botenstoffe und andere wichtige Substanzen kommen nur zu ihren Zielorten, weil das Herz pumpt, ca. 100 000 Mal am Tag. Jeden Tag pumpt es ungefähr 7000 Liter Blut in den Kreislauf, indem es sich zusammenzieht und erschlafft.

Erst schickt das Herz das Blut in die große Körperschlagader, die verzweigt sich überallhin, von der Stirn bis zum Zeh, in immer feinere Gefäße und Äste. Diese münden in kleinen Arteriolen. Die versorgen über fünf Milliarden Kapillargefäße, deren Durchmesser ein Zehntel eines Haares entspricht. Die Kapillaren durchziehen Muskeln und Organe, so wird jede einzelne Zelle versorgt. Ein einzelnes Kapillargefäß ist nur 0,5 Millimeter lang, wenn man jedoch alle Kapillargefäße eines Körpers aneinanderreiht, summieren sie sich auf eine Länge von 100 000 Kilometern. Die Arteriolen können sich weit machen, damit die Muskelzelle in Aktion über die Kapillargefäße mehr Sauerstoff, mehr Nährstoffe bekommt. Und sie können sich eng machen, wenn die Muskelzelle sich ausruht. Die Kapillaren nehmen auch gleich den Stoffwechselmüll aus der Zelle mit und schicken ihn zu den Entgiftungsorganen, der Leber und den Nieren. Und sie holen das Kohlendioxid ab. Das Herz transportiert das sauerstoffarme Blut wieder zur Lunge, die es mit Sauerstoff füllt.

Ihr Herz schlägt etwa drei Milliarden Mal im Leben. Setzt es aus, hört man binnen 60 Sekunden auf zu atmen. Ihr Herz vollbringt Höchstleistung. Es leistet so viel wie 60 Automotoren. Und: Es lebt eine kleine Ewigkeit, gerne auch 120 Jahre, wenn Sie sich richtig um es kümmern.

Ein Netz aus Blutgefäßen versorgt das Herz mit Blut. Weil sie wie ein Kranz das Herz umschließen, werden sie Herzkranzgefäße oder Koronararterien genannt. Den Rhythmus des Herzens gibt der stecknadelkopfgroße Sinusknoten vor; er schickt in Ruhe 60 bis 80 elektrische Impulse, die sich über das Herz ausbreiten, es kontrahieren lassen. Jeder Impuls löst einen Schlag, jeder Schlag eine Druckwelle aus, die Sie als Puls ablesen, am Handgelenk oder am Hals. Dieser Puls ist so etwas wie ein Maßstab für die Lebenslänge Ihres Motors. Ein niedriger Ruhepuls (60 Schläge oder weniger) heißt: längeres Leben. Ein hoher Ruhepuls (80 oder mehr Schläge) heißt: kürzeres Leben.

Nur wie sieht so ein Blutgefäß aus? Nun, eine Vorstellung von Blutgefäßen hat jeder. Ich auch. Aus meinem Anatomieatlas. Ein hellroter zarter Muskelschlauch, hochelastisch, und in der Mitte ist – nichts. Da muss schließlich das Blut fließen. So sieht jedenfalls die Theorie aus. Tatsächlich aber finden wir bei jeder Operation, bei jedem Unfallopfer völlig andere Blutgefäße. An der Innenseite der Adern klebt etwas, das da nicht hingehört: eine hellgelbe Masse, die die Gefäße an einigen Stellen mehr und an anderen weniger ausfüllt. Sie kennen diese Masse: Arteriosklerose. Verkalkte Arterien. Nur: So kann Ihr Herz nicht arbeiten. Ihr Blut braucht freie Bahn.

## SELBST-CHECK

## Wie steht es um Ihren Lebensmotor?

| | | |
|---|---|---|
| Haben Sie einen normalen Blutdruck (unter 140/85 mmHg)? | j | n |
| Liegt Ihr Ruhepuls bei weniger als 80 Schlägen pro Minute? | j | n |
| Liegen Ihre Blutzuckerwerte (Glukose) unter 100 mg/dl? | j | n |
| Liegt Ihr BMI zwischen 18,5 und 25? | j | n |

| | | |
|---|---|---|
| Sind Sie beim Arbeiten entspannt? | j | n |
| Sind Sie Nichtraucher? | j | n |
| Trinken Sie sehr wenig oder überhaupt keinen Alkohol? | j | n |
| Treiben Sie Ausdauersport? | j | n |
| Essen Sie täglich heimisches Obst, Gemüse und Salat? | j | n |
| Schlafen Sie nachts 7 bis 8 Stunden? | j | n |
| Essen Sie mehrmals wöchentlich Biofleisch und Kaltwasserfisch? | j | n |
| Nehmen Sie zusätzlich Omega 3 ein? | j | n |
| Nehmen Sie zusätzlich Magnesium ein? | j | n |

Je häufiger Sie mit Nein geantwortet haben, umso größer ist Ihr Risiko für eine Herz-Kreislauf-Erkrankung.

Möchte Ihr Herz mehr Schlaf, weniger Alkohol oder weniger Pfunde? Haben Sie schon einmal darüber nachgedacht, ob Sie Omega 3 oder Magnesium als Nahrungsergänzungsmittel einnehmen sollten? Ihr Herz wird Ihnen danken, wenn Sie sich um alle Aspekte kümmern. Die gute Nachricht: Fällt der Blutzuckerspiegel, werden sie abnehmen und gleichzeitig sinkt der Blutdruck. Ebenso kann der Blutdruck sinken, wenn Sie mit dem Rauchen aufhören.

**TIPP 2**

# Know-how: Das kranke Herz

**Herzrhythmusstörungen:** Das Herz schlägt unregelmäßig, stolpert, stockt, kommt aus dem Takt. Es rast dann (über 120/min) oder schlägt zu langsam (unter 50/min). Gefahr: Herzinfarkt.

**Herzjagen:** Das Herz jagt, der Kopf dröhnt, Schwindelgefühl. Das sind Zeichen für ein gutartiges Herzjagen. Gutartig, weil nicht lebensgefährlich. Aber trotzdem schränkt es den Alltag ein. In den meisten Fällen haben Menschen mit Herzjagen eine zusätzliche Verbindung, die elektrische Reize weiterleitet. Die sitzt zwischen Vorhöfen und Kammern. Es kommt dann zu einer kreisenden Erregung, unaufhörlich. Das gutartige Herzrasen ist heilbar.

**Vorhofflimmern:** Die häufigste Herzrhythmusstörung. Beim Vorhofflimmern funktioniert die Erregungsleitung nicht mehr richtig, die zur Kontraktion des Herzens führt. Anstelle eines kräftigen Zusammenziehens und Wiederlockerlassens zittern die Muskelzellen der Vorhöfe nur noch, sie bewegen sich arrhythmisch mit einer Frequenz von mehr als 350 Schlägen pro Minute. Das Blut in den Hohlräumen wird nicht mehr richtig bewegt. Es gibt eine Stelle im linken Vorhof, in der bei Herzrhythmusstörungen das Blut fast vollkommen zum Stillstand kommt. Das Blut macht, was es bei fehlender Bewegung machen soll, es verklumpt. Wenn so ein Klumpen vom Herz ins Gehirn wandert, besteht die Gefahr eines Schlaganfalls.

So ein zitterndes Herz ist leistungsschwach, stottert wie ein kaputter Motor. Es verbraucht mehr Sauerstoff und Energie, gleichzeitig ist seine Pumpleistung reduziert. Herzklappenfehler, gestörte Herzdurchblutung und Entzündungen können das Flimmern auslösen, ebenso wie eine Überfunktion der Schilddrüse, chronische Bronchitis oder eine Allgemeininfektion. Auch ein gestörter Elektrolythaushalt oder

**15**

psychischer Stress können das Herz aus dem Rhythmus bringen sowie ein Mangel an Omega-3-Fettsäuren. Ein erstes Symptom: Atemnot, schon unter geringer Belastung.

**Herzklappendefekt:** Ist eine Fehlfunktion einer oder mehrerer Herzklappen. Es gibt angeborene oder erworbene Herzklappenfehler, die häufigste Art entsteht durch eine Verkalkung der Klappe. Aufgrund der Verkalkung schließt die Klappe nicht mehr richtig, und das Blut fließt in die Kammer oder den Vorhof zurück, wo es gar nicht hingehört. Der Herzmuskel wird dadurch insgesamt dicker, und auf Dauer entsteht eine Herzschwäche.

**Herzinsuffizienz:** Oder Herzleistungsschwäche. Das Herz ist nicht mehr so leistungsfähig wie ein gesundes. Es hat an Pumpkraft verloren, dadurch wird der Körper nicht mehr ausreichend mit Blut und somit auch nicht mehr ausreichend mit Sauerstoff versorgt. Die Folgen: Schnelle Ermüdung, Wasser in den Beinen oder in der Bauchhöhle, oder das Blut staut sich im Lungenkreislauf. Das löst Reizhusten, Atemnot und Blaufärbung der Lippen aus. Und kann lebensgefährlich werden.

Herzinsuffizienz kann unterschiedliche Ursachen haben: Die häufigste ist die Verkalkung der Herzkranzgefäße, Koronare Herzkrankheit genannt oder abgekürzt KHK. Bei der koronaren Herzkrankheit sind die den Herzmuskel versorgenden Blutgefäße aufgrund von Ablagerungen verengt. Dann fließt weniger Blut, die Herzmuskelzellen bekommen weniger Sauerstoff und Nährstoffe und büßen ihre Leistungsfähigkeit ein. Auch Bluthochdruck führt zu einer Herzinsuffizienz: Das Herz muss permanent stärker pumpen, diese Belastung überfordert den Herzmuskel auf Dauer, seine Pumpleistung lässt nach. Weitere Ursachen für eine Herzinsuffizienz sind Herzrhythmusstörungen, Herzmuskelentzündung, Defekte in der Herzscheidewand und Herzklappenfehler.

**Angina Pectoris:** Das Herz sendet SOS: »Hilfe, zu wenig Sauerstoff!« Sind Gefäße kaum noch durchlässig, gerät es in Sauerstoffnot.

Heftige Schmerzen in der linken Brustseite, die anfallartig auftreten. Der Schmerz zieht in den linken Arm, den Hals oder den Oberbauch. Meist durch Anstrengungen ausgelöst. Angina Pectoris kann aber auch in Ruhe auftreten. Es besteht Lebensgefahr! Sie sollten einen Notarzt rufen.

**PRAXISTIPP**

## Rufen Sie den Notarzt!

Bei Verdacht auf Herzinfarkt: Rufen Sie immer sofort den Notarzt an. Nicht Ihren Hausarzt. Auch wenn Sie sich sonst bei ihm gut aufgehoben fühlen – in den meisten Praxen gibt es keine Ausstattung zur Notfallbehandlung von Herzinfarkten. Und jede Minute zählt! Unbehandelt führt ein Herzinfarkt innerhalb kürzester Zeit zum Tode. Wählen Sie immer:

# 112

In ganz Europa.

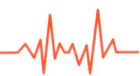

**Herzinfarkt:** Auch Myokardinfarkt genannt. Entsteht, wenn sich ein Blutgefäß des Herzens verschließt. Die Zellen des Herzmuskels erhalten keinen Sauerstoff und keine Nährstoffe mehr und können ihrer Arbeit nicht mehr nachgehen, sie sterben ab. Achtung Lebensgefahr!

Der Infarkt ist Folge von Arteriosklerose. Wenn eine durch Plaque verengte Stelle aufreißt, reagiert das Immunsystem und schickt weiße Blutplättchen zu dem Riss. Die verklumpen sich zu einem Blutgerinnsel, auch Thrombus genannt. Wie eine Borke nach einer Schnittverletzung bildet der Thrombus einen Wulst. Verschließt dieser ein Blutgefäß komplett, kommt es zum Infarkt.

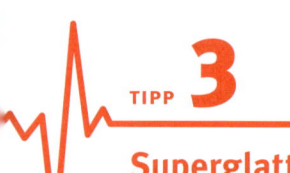

# Superglatte Blutgefäße

1500 Kilometer Blutbahnen führen von Ihrem Herzen bis in Ihren kleinen Zeh, von Ihren Lungenflügeln bis in den letzten Winkel Ihres Gehirns. Durch ein gigantisches Netzwerk wird in jeder Sekunde jede Zelle Ihres Körpers mit frischem Blut versorgt.

Sie kennen es von Ihrem Gartenschlauch: Je glatter der Schlauch von innen, desto besser fließt das Wasser. Wird der Schlauch alt, setzt er innen Kalk und Moos an, es bilden sich Risse und Knicke. Dann kommt, was kommen muss: zu wenig. Tröpfeln statt spritzen.

So ist es auch mit Ihren Blutgefäßen. Sind die Innenwände der Adern glatt und gesund, fließt das Blut geschmeidig. Das Herz schlägt ruhig. Alles bestens. Wird jedoch die innerste Schicht der Blutgefäße verletzt, beginnt das Problem. Die raue Oberfläche lässt das Blut nicht mehr flüssig fließen, und an den verletzten Stellen bildet sich Plaque. Dann ist die Arteriosklerose da.

Wie kommt es zu diesen Verletzungen? Manch ein Mediziner macht einen kurzzeitigen Blutdruckanstieg verantwortlich. Der hohe Druck sei zu viel für die Blutgefäße und ließe die empfindliche Innenseite reißen. Überzeugt mich nicht. Neueste Forschungsergebnisse machen einen anderen Übeltäter dingfest: Kohlenhydrate, durch sie entzünden sich die Zellen der inneren Schicht, dann kommt es zu den Rissen.

## Zucker zerstört Blutgefäße

Um herauszufinden, was Zucker in Blutgefäßen anrichtet, spritzten chinesische Wissenschaftler Ratten täglich Glukose ins Blut. Warum Ratten? Weil sie physiologisch vergleichbar sind mit uns Menschen. Umgerechnet auf die Körpergröße der Ratten dosierten die Forscher exakt so viel Glukose, wie für eine kohlenhydratreiche Mahlzeit eines

Menschen als normal angenommen wird. Dann beobachteten sie die Veränderungen in den Endothelzellen, aus denen die Innenwände der Blutgefäße bestehen. Sie maßen die Konzentration an freien Radikalen, untersuchten die Anzahl der sich entzündenden Zellen und zählten, wie viele abstarben. Klares Resultat: Je höher die Blutzuckerwerte, desto mehr freie Radikale und desto mehr Entzündungen und sterbende Zellen. Zeigt klar: Die Innenwände von Blutgefäßen werden zerstört durch Kohlenhydrate.[1]

Absterbende Zellen gelten als wichtigste Auslöser von Arteriosklerose. Doch warum sterben Zellen überhaupt? Die Sache hat Methode: Unsere Zellen sind fähig zur »Apoptose«, einer Form des programmierten Zelltods. Wir können auch sagen: Selbstmord. Von Mitochondrien veranlasst. Die Kraftwerke der Zelle sind nämlich nicht nur für die Energieherstellung zuständig, sondern auch fürs Aufräumen. Sie sammeln ständig Informationen über die Gesundheit der Zelle. Stimmt die chemische Zusammensetzung der Zellflüssigkeit nicht mehr, weil beispielsweise ein Giftstoff in hoher Konzentration vorhanden ist oder ein Stoffwechselablauf nicht mehr richtig funktioniert, leiten die Mitochondrien den Selbstmord ihrer eigenen Zelle ein. Damit soll verhindert werden, dass sich die aus der Balance geratenen Bedingungen der einen Zelle nicht auf eine andere übertragen. Der von den meisten Menschen als vollkommen normal beurteilte Konsum an Kohlenhydraten wird von den Mitochondrien etlicher Zellen also als Ausnahmezustand bewertet. Eine so starke Belastung, dass sie die Zelle sterben lassen.

Wenn immer mal einzelne Zellen sterben, ist das normal. Wenn jedoch sehr viele Zellen sterben, und das auch noch an den Innenwänden unserer Blutgefäße, entstehen Risse. Tiefe Risse: Die Innenschicht reißt bis zu der darunterliegenden Muskelschicht ein. So kommt das Blut mit den Muskelzellen in direkten Kontakt. Eine tödliche Begegnung …

Denn in den Muskelzellen leben starke Immunzellen: Makrophagen. Sie halten LDL-Cholesterin für einen Eindringling, der bekämpft werden muss! Und schlagen zu.

Ein Missverständnis, klar. Doch auf die Begegnung von Makrophagen und LDL-Cholesterin ist unser Körper nicht vorbereitet.

Andere, echte Eindringlinge lernen unsere Immunzellen in einer Art Ausbildungsphase systematisch kennen, bevor sie zu ihren Einsatzorten befohlen werden. Dann wissen sie, was natürlich zum Körper gehört und was nicht. Da aber die Makrophagen der Muskelzellen der Blutgefäße unter herzgesunden Umständen dem Blutfett LDL-Cholesterin niemals begegnen würden, kommt es auch nicht im Lehrplan vor.

Für die Makrophagen ist LDL-Cholesterin deshalb ein Fremdkörper, und genauso behandeln sie es auch: Sie fangen es ab und nehmen es in ihr Zellinneres auf. Das setzt eine ganze Kaskade an Reaktionen des Immunsystems in Bewegung. Mehr Makrophagen werden geordert, die immer mehr LDL-Cholesterin abfangen und in sich aufnehmen. So bildet sich auf der Innenseite des verletzten Blutgefäßes ein Klumpen. Lauter Makrophagen, die zu viel LDL-Cholesterin gefressen haben! Wenn Mediziner von »Schaumzellen« sprechen, meinen sie genau das.

Die Klumpen behindern den Blutfluss. Damit nun aber immer noch die gleiche Menge Blut in Ihrem Gehirn ankommt und aus dem kleinen Zeh wieder zurück zum Herzen gelangt, muss das Herz härter arbeiten. Der Blutdruck steigt. Doch das ist nicht das einzige Problem, mit dem sich das Herz-Kreislauf-System jetzt herumschlägt. Die Klumpen aus Makrophagen und LDL-Cholesterin schädigen auch die Muskelzellen der Gefäßwände, sie verhärten und verlieren ihre Elastizität. Das lässt den Blutdruck noch weiter steigen. Und das heißt für Ihre Herzgesundheit: Warnstufe rot. Und für Sie:

Vergessen Sie LDL-Cholesterin. Gefährlich sind die durch Kohlenhydrate verursachten Risse in Ihren Blutgefäßen!

Mit diesem Wissen können wir auch erklären, warum Menschen mit niedrigen LDL-Cholesterinwerten trotzdem an Herzinfarkt sterben. Es sind die Risse. Es ist Plaque. Verursacht durch Kohlenhydrate. Durch Zucker. Nicht durch Cholesterin. Bitte weitersagen.

Umgekehrt heißt das: Sind die Innenwände der Gefäße gesund, kann sich sehr viel LDL-Cholesterin durch die Blutgefäße bewegen, ohne jemals irgendwo anzukleben und ohne Klumpen zu bilden. Und jetzt die gute Nachricht: Plaque lässt sich wegräumen. Selbstheilung wirkt im kleinsten Blutgefäß! Die Innenwände Ihrer Adern können heilen, Arteriosklerose kann verschwinden. Wenn, ja wenn Sie auf Kohlenhydrate verzichten.

**PRAXISTIPP**

## *Herzgesund ohne Carbs*

Was heißt eigentlich »auf Kohlenhydrate verzichten«? Viele von Ihnen meinen, mit dem Verzicht auf Süßigkeiten und Limo sei schon viel erreicht, und Kuchen nur noch sonntags. Gut, das kann ein Anfang sein. Doch Low Carb oder sogar No Carb ist viel radikaler gedacht:

- kein Brot
- keine Pasta
- keine Pizza
- keine Kartoffeln
- kein Reis
- keine süßen Säfte
- kein Agavendicksaft/Fruchtdicksaft
- kein Kuchen und andere Süßigkeiten

Kurz: No Carb heißt weniger als 50 Gramm Kohlenhydrate pro Tag. Diese 50 Gramm sind mit Gemüse, Milchprodukten und Obst schnell erreicht.

»Kann ich da überhaupt noch irgendetwas essen?« Die gute Nachricht: Sie können. Sie sollen sogar genießen:

- Eiweiß: viele Eier, Fisch, Fleisch, Proteinshakes
- Milchprodukte: nur, wenn Sie diese vertragen!
- Viel Gemüse: ja, trotz der enthaltenen Kohlenhydrate!
- Obst in moderaten Mengen. Vor allem heimisches, das nicht so süß ist. Vorsicht bei »Zuckerobst« wie Pfirsichen oder Trockenfrüchten.
- Nüsse: immer eine gute Idee. Natürlich nur, wenn Sie Nüsse vertragen.
- Schokolade: gerne mal ein, zwei Stück. Aber nur die dunklen Sorten.

# Gefahrstoff Homocystein

Kommt ganz natürlich im menschlichen Körper vor. Es ist eine Aminosäure, die beim Abbau von Proteinen entsteht. Doch sie darf nur in geringen Mengen vorkommen. Schwimmt zu viel davon durch die Blutbahnen, wird es gefährlich. Für die Blutgefäße und für das Herz.

Zu viel Homocystein greift die Zellwände der Blutgefäße an, genauso wie Zucker, wie Kohlenhydrate. Die empfindlichen Wände reißen ein, Immunzellen aus dem darunterliegenden Gewebe reagieren, es bilden sich Schaumzellen. Darin lagert sich Cholesterin und auch Kalzium ein, die Arteriosklerose ist da.

No Carb alleine wird Ihre Arteriosklerose nicht rückgängig machen, wenn Sie erhöhte Homocysteinwerte haben. Und die können wiederum weiter ansteigen, wenn Sie zwar mehr Protein essen – was gesund ist! –, Ihr Körper aber noch nicht über genügend Vitamine und Mineralstoffe verfügt, um Proteine gesund zu verstoffwechseln. Damit das passiert, braucht der Körper:

- Zink
- Folsäure
- Vitamin $B_{12}$
- Vitamin $B_6$
- Vitamin $B_2$
- Magnesium

Vitamin $B_{12}$ ist besonders wichtig für die gesunde Verstoffwechslung von Homocystein. Vegetarier und Veganer haben generell zu wenig davon, wenn sie nicht extra ein Vitamin-B-Komplex-Präparat einnehmen. Und auch Menschen, die nur sehr wenig Fleisch essen, mangelt es häufig an diesem Vitamin.

Bei massivem Vitamin-$B_{12}$-Mangel oder auch im Alter lohnt es sich,

Vitamin B₁₂ zu spritzen und nicht in Kapselform einzunehmen. Denn der Darm spielt nicht mit, schläft ein.

Ich habe es bei vielen meiner Patienten erlebt, dass der Homocysteinspiegel erst fällt, wenn ich 2000 pg/ml Vitamin B₁₂ im Blut messe. Auf vielen Laborbögen wird ein Wert von 200 pg/ml als normal und damit angeblich gesund deklariert. Mit so einem Wert werden Sie jedoch nicht gegen Ihr Homocystein ankämpfen können.

Funktioniert der gesunde Abbau von Homocystein, verlieren Sie nicht nur einen erheblichen Risikofaktor für eine Herz-Kreislauf-Erkrankung, Sie gewinnen auch eines der besten Antioxidanzien: Glutathion. Brauchen Sie dringend! Glutathion verteidigt Ihre wertvollen Proteine und Membranlipide (das sind Ihre Zellwände) vor »freien Radikalen«.

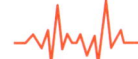 **PRAXISTIPP**

## *Lassen Sie Ihren Homocysteinspiegel messen*

Er sollte unter 10 μmol/l, besser noch unter 5 μmol/l liegen.

Lassen Sie die Nährstoffe für den Abbau von Homocystein messen:

|  | Empfehlung Blutwert | Tagesdosis bei einem Mangel |
|---|---|---|
| Zink | 780–1200 μg/l | 20–60 mg |
| Folsäure | 15–25 μg/l | 0,4–0,8 mg |
| Vitamin B₁₂ | 1000–2000 pg/ml | 5–15 μg |
| Vitamin B₆ | über 42 pmol/l | 10–40 mg |
| Vitamin B₂ | 6,0–12,0 μg/dl | 1,2–10 mg |
| Magnesium | Siehe Tipp »Magnesium schenkt innere Ruhe« (S. 82) | |

# Problem Diabetes

Diabetes geht häufig mit Bluthochdruck einher. Typ-1-Diabetiker haben in der Regel zum Zeitpunkt der Diagnose noch keinen, im Gegensatz zu Typ-2-Diabetikern. Beim juvenilen Diabetes entwickelt sich der Bluthochdruck erst mit dem Fortschreiten der Erkrankung.

Bei Diabetikern funktioniert die Insulinproduktion nicht mehr richtig, daher wird es als Tablette, als Spritze oder auch durch eine Pumpe künstlich nachgeliefert. Wenn Sie nicht zuckerkrank sind, steigt Ihr Insulinspiegel nach jeder kohlenhydratreichen Mahlzeit massiv an. Sofort. Ihr Körper weiß, wie gefährlich Zucker ist, entlässt viel Insulin ins Blut, damit der Zucker abtransportiert wird, damit er schnell zu Energie umgewandelt oder in Form von Fett gespeichert wird. Werden weniger Kohlenhydrate gegessen, wird auch weniger Insulin ausgeschüttet. Ihr Körper verfügt über ein sehr fein abgestimmtes Regelsystem. Diabetiker messen ihren Zucker regelmäßig, doch die künstliche Insulingabe ist niemals so fein abgestimmt wie die natürliche. Daher sind Diabetiker manchmal über- und manchmal unterzuckert.

Gefährlich! In jeder Überzuckerphase werden besonders viele Zellen in den Blutgefäßen angegriffen. Sie sterben ab, es bildet sich Arteriosklerose. Aus diesem Grund sind Diabetiker besonders anfällig für Herz-Kreislauf-Erkrankungen.

Was viele nicht wissen: Auch Typ-1-Diabetiker können die Schwankungen ihres Blutzuckerspiegels und die benötigte Insulinmenge reduzieren. Mit No Carb, Nährstoffen und Sport. Zusätzlich hilft hochdosiertes Vitamin D zusammen mit Vitamin $K_2$. Denn Typ-1-Diabetes ist eine Autoimmunerkrankung, das Immunsystem greift körpereigene Zellen an. Vitamin D hilft dem Immunsystem, seine Hyperaktivität zu reduzieren. Wenn Sie das tun, sollten Sie Ihren Vitamin-D-Spiegel regelmäßig kontrollieren lassen, denn zu wenig sowie zu viel Vitamin D ist ungesund.

Wissenschaftler haben bei Mäusen mit Diabetes Typ 1 – ja solche Mäuse werden extra gezüchtet – die β-Zellen wieder zur Produktion von Insulin bringen können, indem sie die Mäuse auf eine Diät mit regelmäßigen Fastenzeiten gesetzt haben.[2] Wahrscheinlich funktioniert das auch beim Menschen, eine Studie gibt es dazu jedoch noch nicht. Fastenähnliche Diät bedeutet übrigens, an fünf aufeinanderfolgenden Tagen pro Monat zu fasten. Wer will, kann auch komplett fasten, doch auch eine starke Kalorienreduktion an diesen Tagen wird noch als fastenähnliche Diät bezeichnet.

## Typ-2-Diabetes ist hausgemacht

Typ-2-Diabetes wird häufig bei Übergewichtigen, die bereits Bluthochdruck haben diagnostiziert. Diabetes Typ 2 ist somit keine alleinstehende Erkrankung, sondern eine Verbindung aus verschiedenen. Das Fettgewebe im Bauchraum ist nicht nur ein Speicher für überschüssige Fette, es ist ein hochaktives Organ. Es stellt unter anderem das Hormon Leptin her, das zu einer Appetiterhöhung führt, was den Bauch weiterwachsen lässt. Zusätzlich wirkt Leptin indirekt gefäßverengend und lässt somit den Blutdruck steigen. Damit nicht genug, Leptin hemmt indirekt die Wirkung von Insulin. Das System gerät vollends aus dem Gleichgewicht, der Blutdruck steigt, Zellen reagieren immer weniger auf das Insulin, sie sind insulinresistent.

Typ-2-Diabetes lässt sich noch einfacher rückgängig machen – ich hatte Ihnen von derartigen Fällen aus meiner Praxis berichtet. Wie es funktioniert? Ernähren Sie sich No Carb, füllen Sie Ihre Nährstofflücken auf und bewegen Sie sich. Ziehen Sie das Programm an 365 Tagen pro Jahr, bis in alle Ewigkeiten durch. Diabetes hat so keine Chance.

# Was Ihr Herz nicht mag

Nur neun Faktoren reichen aus, um das Herzinfarktrisiko zu 90 Prozent vorherzusagen. Das ergab die neue internationale »Interheart-Studie« mit 30 000 Menschen aus aller Welt. Die wichtigsten Faktoren laut dieser Studie sind: Zigaretten und schlechte Blutfettwerte. (Wissen Sie, dass schon ein bis fünf Zigaretten pro Tag das Herzinfarktrisiko um 35 Prozent steigern?) Gefolgt von hohem Blutdruck, Diabetes, Bauchfett, Stress, zu wenig Gemüse, zu wenig Bewegung und zu viel Alkohol. Ein wenig Alkohol senkt hingegen das Risiko leicht. So die Studie. Bei Aussagen zum Alkoholkonsum werde ich immer skeptisch. Wie wurden sie erhoben? Wurde nachgefragt oder gemessen? Wahrscheinlich nur gefragt! Sie wollen wissen, wie das in meiner Praxis klingt? »Herr Doktor, ich trinke keinen Alkohol!« Dreimal nachgefragt, höre ich immer noch: »Jawoll, keinen!« Die Ehefrau sagt dann: »Ja, stimmt. Er trinkt halt Bier zum Essen und abends eine Flasche Rotwein, aber keinen Alkohol.« Und aus solchen Aussagen machen Wissenschaftler Studien? Streichen wir im Geiste die Ergebnisse zum »gesunden Alkoholkonsum«, die anderen Faktoren kann ich aus meiner täglichen Arbeit bestätigen.

Sie wollen was für Ihr Herz tun? Es vor einem Infarkt bewahren, es noch ein bisschen länger für Sie schlagen lassen? Dann tun Sie ihm doch einfach ein paar kleine Gefallen: Hören Sie auf zu rauchen, kümmern Sie sich um Ihren Blutdruck, Ihre Blutfettwerte, um Ihre Arteriosklerose. Sie wundern sich, warum Sie von alldem überhaupt geplagt werden? Ganz einfach: Weil Sie sich falsch ernähren. Sich nicht bewegen. Stress haben. Und ganz, ganz selten, weil die Gene schlecht sind. Der Herzinfarkt ist zu 90 Prozent hausgemacht. Nun gibt es gegen einige Risikofaktoren Pillen. Na, so ein Zufall! Pillen, die der Mensch ganz bequem schlucken kann. Im Sessel, zu Kartoffelchips und Bier.

Das alles mag Ihr Herz überhaupt nicht:

- Übergewicht
- Bewegungsmangel
- Rauchen
- Diabetes
- hohe Homocysteinwerte
- Stress
- Bluthochdruck
- erhöhte Triglyceride (Speicherfett im Blut)
- erhöhtes Lipoprotein(a)
- erhöhtes C-reaktives Protein (Entzündungsmarker)
- erhöhte Harnsäurewerte
- zu wenig Gemüse
- zu wenig Omega-3-Fettsäuren

Viele Patienten wünschen sich die eine Pille, die sie heilt. Wohl auch, weil die Schulmedizin suggeriert, dass dies möglich ist. Doch niemand fragt nach der einen Pille um endlich einen Marathon bestreiten zu können. Jedem ist klar, dass sportliche Leistungsfähigkeit nur durch hartes Training, eine gesunde Ernährung und einen ausgeglichenen Lebensstil möglich ist. Genauso wie der Sportler über Jahre seinen Körper stählt, hat der Kranke über Jahre oder Jahrzehnte seinen Körper ruiniert. Das kann keine Pille wieder in Ordnung bringen. Doch wenn Sie Ihr Leben auf Gesund schalten, können Wunder passieren. Lassen Sie das Feierabend-Bier und den Kuchen weg, laufen Sie, essen Sie Gemüse und nehmen Sie Omega 3.

## Das potenzierte Risiko

Messen Sie alle Ihre Risikofaktoren fürs Herz. Wenn Sie nur einen haben – kein Problem. Die Oma einer Freundin rauchte noch mit 98. Die Risiken addieren sich nicht, sondern potenzieren sich. Das sieht dann ungefähr so aus: Hohe Triglyceride verdreifachen das Risiko, einen Herzinfarkt zu erleiden. Wer zusätzlich raucht, hat ein fünffaches Risiko. Gesellt sich ein niedriger HDL-Wert dazu, hat man das 14-fache Risiko. Plus Bluthochdruck: Das Risiko ist 22-mal so groß. Wenn man nun noch Homocystein hoch dazunimmt, Übergewicht oder gar Diabetes, dann liegt dieses Herz mit Sicherheit bald ganz ruhig auf dem Seziertisch des Pathologen.

Das macht klar, wie lächerlich gering die positive Wirkung einer Cholesterin-Senkpille auf Ihr Herz ist.

Welche Rolle spielen die Gene beim Herzinfarktrisiko? Die Eltern kann man sich nicht aussuchen. Die hat man. Taucht Herzinfarkt in der Familie auf, ist das ein Risikofaktor fürs eigene Herz. Insbesondere wenn die Mama oder der Papa genetisch bedingt erhöhte Lipoprotein(a)-Werte haben. Augen zu und durch? Das wäre genau die falsche Haltung. Gegen diesen Risikofaktor können Sie nix tun, also schaffen Sie die anderen ab. Einen Risikofaktor kann (manchmal muss) sich jeder leisten. Wichtig: Lassen Sie dann ab 20 jedes Jahr den Blutdruck checken, die Blutfettwerte, Homocystein, C-reaktives Protein, den Elektrolythaushalt und Ihren Omega-3-Index.

Um gesund zu bleiben oder wieder zu werden reduzieren Sie möglichst viele Risikofaktoren. Kümmern Sie sich um Ihre Ernährung mit No Carb, Mineralstoffen, Vitaminen, Proteinen und Omega 3, bewegen Sie sich und verändern Sie Ihr Denken. Ein simples Rezept, das sich tausendfach bewährt hat, wenn es konsequent umgesetzt wird.

TIPP **8**

# Cholesterin ist nicht böse

Die einfache Formel »LDL-Cholesterin = böse« erleichtert Ärzten vermeintlich den Job. Und Patienten meinen, das Ergebnis ihrer Blutanalyse ganz schnell entschlüsseln zu können. Denkfehler!

Die Hälfte aller Herzinfarkt- und Schlaganfallpatienten haben überhaupt kein erhöhtes Gesamtcholesterin und auch kein erhöhtes LDL-Cholesterin (Low-density-Lipoprotein). Also das, was gemeinhin als besonders böse gilt. Was ist also dran an dieser Formel? Brasilianische Forscher wollten das genauer wissen. Sie haben sich Blutfettwerte von Menschen mit Herz-Kreislauf-Erkrankungen angesehen und sind auf einen verblüffenden Zusammenhang gestoßen.

## Blutfett ist gut – aber nur in der richtigen Mischung

Brasilianische Forscher haben bei 374 Patienten mit Herz-Kreislauf-Beschwerden die Werte für Triglyceride, LDL- und HDL-Cholesterin gemessen. Zusätzlich klassifizierten sie den Grad der Erkrankung nach einem standardisierten Verfahren. Ergebnis: Die einzelnen Blutfettwerte sagen nur wenig über Herz-Kreislauf-Erkrankungen aus. Interessant wird es erst im Zusammenhang, vor allem beim Verhältnis von Triglyceriden zu HDL-Cholesterin. Gefährlich wird es dann, wenn der Quotient aus Triglyceriden und HDL-Cholesterin über vier liegt:

$$\frac{Triglyceride\ [\frac{mg}{dl}]}{HDL\text{-}Cholesterin\ [\frac{mg}{dl}]} \geq 4 \to Erhöhtes\ Risiko$$

Die Wissenschaftler konnten keinen Zusammenhang zwischen hohen LDL-Cholesterinwerten und dem Auftreten von Herz-Kreislauf-Erkrankungen finden. Und wenn der Gesamtcholesterinspiegel hoch ist? Auch kein Problem.[3]

Was steckt dahinter? Triglyceride zählen zu den Blutfetten. Die sind per se niemals »böse«, denn wie bei fast allen Stoffen gilt: Die Dosis macht das Gift. Der Körper braucht Triglyceride, um Energie zu produzieren und zu speichern, er baut Triglyceride in Zellmembranen ein und legt sie als isolierenden Mantel um den Teil der Nervenzellen, der für die Weiterleitung der Signale verantwortlich ist.

Erst ein Übermaß an Triglyceriden im Blut erhöht das Infarktrisiko. Warum es überhaupt zu diesem Übermaß kommt, können wir genau erklären: zu viele Kohlenhydrate!

Dabei passiert Folgendes: Solange Sie Kohlenhydrate essen, verbrennen Sie Kohlenhydrate. Nichts anderes. Die Fettsäuren aus Ihrem Entenbrustfilet werden von Ihrem Stoffwechsel ignoriert. Und so schwimmt das Nahrungsfett im Blut oder wird da eingelagert, wo Sie es nicht haben wollen: am Bauch. Zusätzlich werden in der Leber ankommende Kohlenhydrate in Triglyceride umgebaut und dann in die Blutbahn entlassen. Auch diese bahnen sich daraufhin den Weg ins Fettgewebe. Das treiben Sie eine Weile so, vielleicht sogar Ihr Leben lang, und schon liegt der Quotient gefährlich hoch.

Was hilft: keine leeren Carbs, viele gute Fette. Schon sinken die Triglyceridwerte. Ohne Carbs im Essen findet Ihr Körper nur noch Fette als Brennmaterial und wandelt diese in Energie um. Die Fettsäuren aus Ihrer Entenbrust schwimmen dann nicht mehr planlos im Blut umher, sondern werden zu nützlichen Energielieferanten. Und weil das Fett aus der Nahrung genutzt wird, lagert sich an Ihrem Bauch auch kein Fett mehr ab. Glückwunsch!

Jetzt brauchen Sie nur noch die richtige Menge an »HDL-Cholesterin« (High-density Lipoprotein). Hohe HDL-Cholesterinwerte wirken sich auf zweierlei Wegen positiv auf die Herzgesundheit aus:

HDL-Cholesterin transportiert überschüssiges Cholesterin aus den Zellen und auch aus den Blutgefäßen zurück zur Leber. HDL-Cholesterin sammelt das LDL-Cholesterin auch aus den Herzzellen und aus den Blutgefäßen des Herzens ein und liefert es in der Leber ab, macht sie quasi wieder sauber. In der Leber wird Cholesterin dann in Gallensäure umgewandelt und über die Gallenflüssigkeit ausgeschieden.

HDL-Cholesterin ist an der Synthese von Stickstoffmonoxid (NO) beteiligt. NO ist der berühmte Stoff, der die Blutgefäße weit stellt. HDL-Cholesterin trägt zur Entspannung der Muskulatur der Blutgefäße bei, dadurch weiten sie sich. Das Blut hat wieder mehr Platz zum Fließen, der Blutdruck fällt.

Hohe HDL-Cholesterinwerte sind gesund! Niedrige HDL-Cholesterinwerte hingegen gelten mittlerweile als eigenständiger Risikofaktor für das Auftreten von Herz-Kreislauf-Erkrankungen. Als niedrig werden alle Werte unter 40 mg/dl bezeichnet.

Ein niedriger HDL-Cholesterinspiegel sagt viel über den Lebensstil aus. Denn Rauchen, Bewegungsmangel, Alkoholkonsum und Übergewicht führen dazu. Verstehen Sie das als gute Nachricht! Sie haben es in der Hand. An Ihrem Lebensstil können Sie viel ändern. Wenn Sie wollen.

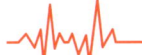 **PRAXISTIPP**

## *Bitte Blutfette aufräumen 1. Teil*

- Laufen. Jeden Tag. Mindestens 20 Minuten. Am besten morgens, nüchtern.
- Dann passiert ganz von selbst das, was Ihr Blutfett weiter absenkt: Sie werden dünner.
- Wenn Sie laufen, springt Ihre natürliche Körperintelligenz an. Verlangt nach Eiweiß. Und Tschüss, Kohlenhydrate!
- Typischerweise sinkt dann auch das Verlangen nach Junk Food und … Alkohol.
- Außerdem: nach Nikotin. Also: Weg mit den Fluppen.
- Das Leben macht auch ohne Spaß. Sogar noch mehr, wenn Sie mit klaren Sinnen mal etwas Vertrautes neu entdecken: Ihre Partnerin oder Ihren Partner … Sie wissen, was ich meine.

HDL-Cholesterin rauf, Triglyceride runter. Eigentlich ganz einfach. Wann machen Sie den ersten Schritt? Wie wär's mit: jetzt?

# Glauben Sie nicht an jede Pille

Wer kriegt den Nobelpreis? Nicht der Arzt, der bei Tausenden von Menschen den Herzinfarkt verhindert. Sondern der, der die meisten Herzen transplantiert. Der Flickschuster. Die Medizin beschäftigt sich mit Reparatur. Mit Hightech-Reparatur, die viel, viel Geld bringt. Sie beschäftigt sich nicht mit Gesundheit, sondern mit Krankheit. Und sie gibt einfache Antworten. Die Antwort auf Kopfweh ist Aspirin. Die Antwort auf Stress ist Valium. Die Antwort auf einen hohen Cholesterinspiegel ist Lipobay. Die Antwort auf hohen Blutdruck sind Betablocker. Die Antwort auf Diabetes ist Insulinspritze.

Allen Roses, Vizepräsident eines führenden Pharmaunternehmens, sagte der britischen Zeitung *Independent*: »Die große Mehrheit der Medikamente – mehr als 90 Prozent – sind nur bei 30 bis 50 Prozent der Leute wirksam.« Denn die Pharmafirmen entwickeln Medikamente, die bei möglichst vielen Menschen wirken sollen. Tun sie aber nicht. Ein Medikament, passend für alle? Gibt's nicht! Genauso wenig, wie es einen Schuh für alle gibt. Der Mensch ist halt sehr, sehr individuell. Das, was Roses sagt, ist alarmierend. In meinen Worten: Es schlucken sieben von zehn Menschen Medikamente, die zwar keine Wirkung haben – aber Nebenwirkungen.

Ein Lipidsenker (6 Milliarden Jahresumsatz) senkt das Herzinfarktrisiko um 36 Prozent. Klingt gut, gell? Einfach eine Pille schlucken – und schon hat man ein viel, viel kleineres Risiko, morgen tot umzufallen. Nun guck ich mir mal das Kleingedruckte, die zugehörige Ascot-Studie an, und da finde ich folgenden Sachverhalt: 5000 Teilnehmer nehmen 3,3 Jahre lang den Cholesterinsenker. Nur 100 bekommen einen Infarkt. In der anderen Gruppe nehmen 5000 Teilnehmer ein Placebo. Davon bekommen 154 Menschen einen Infarkt. Das ist wirklich um 36 Prozent mehr. Aber was heißt das denn noch: 5000 Menschen nehmen eine Pille, damit 1,1 Prozent (54 Menschen) etwas davon haben.

Nach einem Herzinfarkt beträgt das Risiko, innerhalb von zwei Jahren zu sterben, bei Patienten im Alter unter 70 Jahren mit Betablocker-Therapie elf Prozent und ohne Betablocker-Therapie 19 Prozent. Übersetzt heißt das: 13 von 14 Patienten profitieren nicht von der Therapie. Aber fast alle werden sagen: »Die Nebenwirkungen des Medikaments schränken mich ein.«

Wenn Sie sich körperlich anstrengen steigt die Herzfrequenz natürlicherweise, damit mehr Blut und Sauerstoff zu den Muskelzellen transportier wird. Betablocker reduzieren jedoch die Herzfrequenz. Bei körperlicher Anstrengung steigt die Frequenz nur noch mäßig. Luftnot, Schwindel und Erschöpfung können auftreten, genauso wie ein Druck auf die Brust. Sport wird mit Betablockern schwieriger und macht weniger Spaß – dabei braucht ihn das Herz so dringend.

Betablocker zusammen mit Alkohol ist eine gefährliche Mischung: Schwindel, Bewusstlosigkeit oder ein Kreislaufzusammenbruch können eintreten. Aber auch Angstzustände, Halluzinationen, Depressionen und Leberentzündungen können entstehen. Welcher Patient verzichtet vollends auf Alkohol? Und welcher Patient weiß um die gefährlichen Wechselwirkungen?

Viele Patienten nehmen trotzdem lieber eine Pille, als einen Apfel zu essen und die Laufschuhe zu schnüren, kamen Forscher auf die Idee der Polypille. Eine einzige Pille gegen die häufigste Todesursache: gegen Herzerkrankungen. Mit sechs verschiedenen niedrigdosierten Wirkstoffen, die jeder ab 55 täglich einnehmen soll, weil sich damit das Herzinfarkt- und Schlaganfallrisiko bis zu 88 Prozent senken ließe. In der Pille stecken Aspirin (beugt Gerinnseln vor), Thiazid, ACE-Hemmer, Betablocker (alle drei senken Blutdruck), Statin (gegen hohen Cholesterinspiegel), Folsäure (baut gefäßgefährliches Homocystein ab). All diese Wirkstoffe nehmen Herzinfarktkandidaten als einzelne Pillen. Welch kluge Idee, sie in eine Hülle zu packen – und der Hälfte der Bevölkerung als Prophylaxe zu verordnen. Welch gigantischer Geldmarkt – leider mal wieder auf Kosten des Patienten.

Was taugt die Polypille?

Meine ehrliche Meinung: Nichts!

## Polypille versagt

Ob die Polypille etwas taugt, wurde in der HOPE-3-Studie an 228 Zentren in 21 Ländern untersucht. Insgesamt 12 705 Männern und Frauen wurde das Medikament verabreicht, und sie unterzogen sich regelmäßigen Untersuchungen. Alle Teilnehmer der Studie wiesen ein leicht erhöhtes Herz-Kreislauf-Risiko auf: Entweder rauchten sie oder waren übergewichtig, hatten ungünstige Lipid- und Blutzuckerwerte oder eine Nierenfunktionsstörung.

Und? Was hat die Polypille nach dem Behandlungszeitraum von 5,6 Jahren für die Herzgesundheit gebracht? Sie ahnen es: Nichts.[4]

So viel zum Nutzen der Polypille. Dem einen Schuh, der allen passen soll. Funktioniert nicht. Leider ist der Glaube an die heilenden Pillen immer noch weitverbreitet. Und auch die Idee, die eigene Gesundheit bei bereits vorhandenem Bluthochdruck oder Herzrhythmusstörungen selbst in die Hand zu nehmen, wird als riskant empfunden. Besonders wenn auf die gängigen Medikamente verzichtet wird. Dabei sind die Nebenwirkungen von Medikamenten die dritthäufigste Todesursache in den Industrienationen.[5] Sprechen leider nicht so viele darüber.

Doch heißt Verantwortung für die eigene Gesundheit übernehmen auch: konsequent sein. Wenn Sie übergewichtig sind, reicht es nicht, fünf Kilogramm abzuspecken – Ihr Ziel ist Normalgewicht. Wenn Sie rauchen, reicht es nicht, Ihren Zigarettenkonsum zu halbieren – stattdessen: aufhören! Komplett! Und auch ein Spaziergang am Wochenende reicht nicht. Sie müssen sich sportlich anstrengen, und zwar mehrmals die Woche, am besten täglich.

TIPP **10**

## Runter mit dem Blutdruck

Drohmedizin verschreibt bei Bluthochdruck Betablocker. Auch einem TV- und Radiomoderator wie Thomas Koschwitz. Der dann eben nicht schweigt, sondern Klartext redet: »Dieses Medikament machte mich impotent, man kriegt keinen hoch und hat auch keine Lust mehr. Darüber redet keiner, ich weiß. Habe ich damals auch nicht. Ich wollte nur wieder raus aus dieser Chemiefalle. Ich nahm 25 Kilo ab, prüfte regelmäßig den Blutdruck, joggte …« 25 Kilo! Geht doch!

Bluthochdruck ist Herzrisikofaktor Nr. 1 für einen Infarkt. Senken funktioniert mit: Abnehmen, Bewegung, Meditation, Magnesium, Kalium. Ja, so einfach. Weiß nur kaum jemand.

Stattdessen vermiest man Ihnen das Salz in der Suppe. Vorsicht Bluthochdruck!, schreiben viele von Ihnen in Gedanken in feuerroten Buchstaben auf den Salzstreuer. Dabei hat die »Intersalt«-Studie längst gezeigt, dass das Salz (Natriumchlorid) der Nahrung praktisch keinen Einfluss auf Blutdruck und Herzinfarkt hat. Und ich messe das täglich in meiner Praxis: Viele Patienten sind ständig müde und haben viel zu wenig Natrium im Blut. Und ein Blick nach Asien zeigt: Nordchinesen streuen viel mehr Salz auf ihr Essen als wir Westler, während ihr Blutdruck niedriger ist. Was das Kreislaufsystem wirklich unter Druck setzt, sind zu viele Pfunde. Übergewicht ist der wichtigste Auslöser für hohen Blutdruck – für Hypertonie.

Wie gesagt: Weiß kaum jemand. Und so düsen zwölf Millionen Deutsche ganz links auf der Autobahn zum Herzinfarkt. Mit zu hohem Blutdruck. Man spürt ihn nicht. Darum haben sechs Millionen Deutsche keine Ahnung von ihrer Zeitbombe im Körper. Noch einmal: Bluthochdruck ist Risikofaktor Nr. 1 für Ihr Herz. Und wenn Sie ihn senken, gewinnen Sie jede Menge Lebenszeit.

Hab doch nur Blutdruck »100 plus Lebensalter«, denken Sie? Wenn Sie dreißig sind, ist das schon zu viel. Bewiesen: Die Uni Oxford wertete

Daten aus 61 Studien aus und analysierte damit die Befunde einer Million Patienten. Schon ein »normaler« Blutdruck bedeutet Gefahr, erhöht das Risiko von Schäden an Gefäßen. Senkt man einen normalen Blutdruck, sinkt das Schlaganfallrisiko um 40 Prozent. Ähnliches gilt für das Herz. Klingelt es bei Ihnen? Normal? Was ist normal? Der Durchschnitt der Bevölkerung, die zum Arzt geht? Oder die, die nicht zum Arzt müssen? Der normale Blutdruck liegt bei bis 140/80 mmHg. Blutdruck unter »normal« wäre der gesunde 120/70 oder sogar 100/60 (mein Wert, zugegebenermaßen nicht immer so angenehm, kann bei schnellem Aufstehen zu Schwindel führen). Jedenfalls: Blutdruck unter normal ist das Geheimnis der Hundertjährigen. Wie machen die das?

- **Abnehmen**. Pro Kilo Fett weniger sinkt der Blutdruck um 2 mmHg.
- **Meditieren**. Studien zeigen, wer täglich diesen Termin mit sich selbst einhält, senkt seinen Blutdruck um 12 mmHg.
- **Bewegen**. 30 Minuten Ausdauertraining pro Tag senken den Blutdruck genauso effektiv wie ein Medikament.
- **Magnesium**. Eine neue Studie zeigt: Wer nur 240 Milligramm Magnesium aufnimmt, schickt den systolischen Blutdruck um etwa 4,3 mmHg in den Keller.
- **Kalium.** Senkt den Blutdruck, wirkt entspannend. Menschen mit niedrigem Kaliumspiegel haben ein um das 1,5-Fache erhöhtes Infarktrisiko. Sie brauchen täglich zwei bis vier Gramm.

Aha. Nun rechnen Sie mal. Wo wäre Ihr Blutdruck denn in drei Monaten? Ganz ohne Medikamente? Ganz ohne Nebenwirkungen?

Das sind klare Fakten. Bleibt noch die Frage: Was wird eigentlich gemessen, wenn Ihnen der Arzt die Manschette anlegt? Der höhere Wert, der systolische Blutdruck, misst, mit welcher Kraft der sich zusammenziehende Herzmuskel das Blut in die große Körperschlagader (Aorta) presst. Die ist elastisch (im Normalfall), weitet sich und presst das Blut kontinuierlich zum Kopf und zu den Füßen. Der niedrigere Wert, der zweite, heißt der diastolische. Er wird gemessen, kurz bevor sich das Herz wieder zusammenzieht.

Der Blutdruck schwankt. Brüllt der Chef, steigt der Blutdruck. Halten Sie eine Rede, treibt ihn die Aufregung um 20 bis 30 mmHg nach oben. Sorgen, Freude, Erregung lassen den Blutdruck ansteigen. Völlig ungefährlich – solange er nicht oben bleibt.

Ernsthafte Sorgen macht sich der Kardiologe schon bei 140/90 mmHg, zückt den Rezeptblock und verschreibt ein blutdrucksenkendes Medikament. Das zumeist viel mehr schadet als nutzt.

**PRAXISTIPP**

## *Ihren Blutdruck kennenlernen*

- Sind Sie Bluthochdruckkandidat, dann besorgen Sie sich ein einfaches Gerät, das am Handgelenk angebracht wird.
- Beobachten Sie Ihren Blutdruck morgens und abends. Messen Sie ihn im Sitzen und in Ruhe.
- Beobachten Sie, wie er sich durch Lifestyleänderungen verändert.

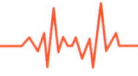

Seitdem ich das Prinzip Ernährung – Bewegung – Denken anwende, leben etliche Menschen, denen von der Schulmedizin jegliche Hoffnung auf Heilung genommen wurde, glücklich und gesund. Trotzdem bezeichnet man mich immer wieder als unseriös. Dabei mache ich nichts anderes als Hobbygärtner und Landwirte. Wenn das Gemüse nicht gesund ist, nicht wächst wird gedüngt. Eine seriöse Vorgehensweise. Da ich von wahllosem Düngen beim Menschen nichts halte, messe ich vorher.

## Werden Sie wieder normal

Ihr Herz schmerzt, Sie fühlen sich erschöpft, müde, ausgelaugt. Dann erstellt Ihr Arzt ein Blutbild. Alles »normal«, sagt er, und Sie glauben es. Wie kommt er darauf? Die Normalwerte werden aus dem Mittelwert von einer Million Blutwerten errechnet. Und woher kommen diese Blutwerte? Von Kranken.

Setzen Sie für sich andere Maßstäbe. Messen Sie sich am Gesunden. Sage ich nicht nur meinen Patienten. Probiere ich auch selbst an mir aus. Ich weiß, bei welchem Folsäurespiegel das Homocystein wirklich unter 5 µmol/l sinkt. Hierzulande wird den Menschen ins Blut geguckt – und Gesunde zu Kranken erklärt und Kranke zu Gesunden. Die Normwerte für Cholesterin werden immer weiter herabgesetzt, genauso wie die Werte für Eiweiß. Damit ja viele Menschen denken: alles normal. Ich bin gesund. Und langsam immer kränker werden.

Der Wissenschaftsautor Jörg Blech bringt es auf den Punkt: »Beim Cholesterin hat ein privater Interessenverbund von 13 Professoren vor einigen Jahren in Deutschland eigenmächtig einen Grenzwert durchgesetzt, der die Mehrheit der Bevölkerung über Nacht zu Risikopatienten erklärte. Eine wissenschaftlich schlüssige Begründung für den absurd strengen Wert gibt es nicht, was ja auch viele Ärzte kritisieren.«

Und noch mehr: Die Normwerte für Zucker werden heraufgesetzt, damit sich recht viele Menschen mit ihrem hohen Blutzuckerspiegel ganz normal fühlen und bald an Diabetes erkranken.

### Was ist für mich normal?

Jeder Mensch ist erst einmal gesund, wach, fit, fröhlich – bevor ihn die Zeitschriftenlektüre zum eingebildeten Kranken macht. Und die Fähigkeit, wach, fit, fröhlich, gesund – also normal – zu sein, das kann man im Blut messen. Normal ist das Blut eines Biobauernkindes, das mit den Hühnern über den Hof tollt. Normal beispielsweise sieht das Blut eines Fußballprofis aus, dann, wenn er spielend Höchstleistungen bringt: Eiweiß hoch, Zucker niedrig, Vitamine, Spurenelemente, Mineralstoffe, Leistungshormone hoch. Das ist gesund. Das ist normal. Und das soll und kann jeder haben.

Forever-Young-Leser wissen: »Eiweiß normal« ist 6,6 bis 8,7 g/dl. Nur: Bei 6,6 g/dl ist das Leben nicht normal. Sondern man ist müde. Erst bei 7,8 g/dl wacht man auf. Der Mensch und sein Immunsystem. Oder: »Magnesium normal« ist 0,70 bis 1,10 mmol/l. In der berühmten »Framingham«-Studie wurde eine lineare Beziehung zwischen Magnesium und Herztoten entdeckt. Je höher der Magnesiumspiegel, desto weniger Sterbefälle. Nur leider lagen die hohen Magnesiumspiegel bei den Probanden bei nur 0,90 mmol/l. Und was sagen die Forscher: Man müsste (= Konjunktiv, wie in der Politik) mal noch höhere Magnesiumwerte untersuchen. Toll. Gibt's nämlich nicht. Die Menschen haben nicht mal im Mittel 0,90 mmol/l. Da versteht man plötzlich unsere kranke Medizin. Frohmedizin beginnt bei 1,00 mmol/l. Da nämlich hat meine Migräne aufgehört. Und bei 1,04 mmol/l mein Tinnitus. Da kriegt man keinen Herzinfarkt.

**PRAXISTIPP**

## *Ein Blick ins Blut*

- Erkundigen Sie sich, ob es in Ihrer Nähe ein Labor gibt, das neben den normalen Werten eines großen Blutbildes auch Aminosäuren, Vitamine, Mineralstoffe sowie den Omega-3-Index untersucht, und ob Sie direkt ins Labor zur Blutabnahme kommen können.
- Mittlerweile gibt es auch im Internet Bluttests zu kaufen, die Sie zu Hause durchführen können.

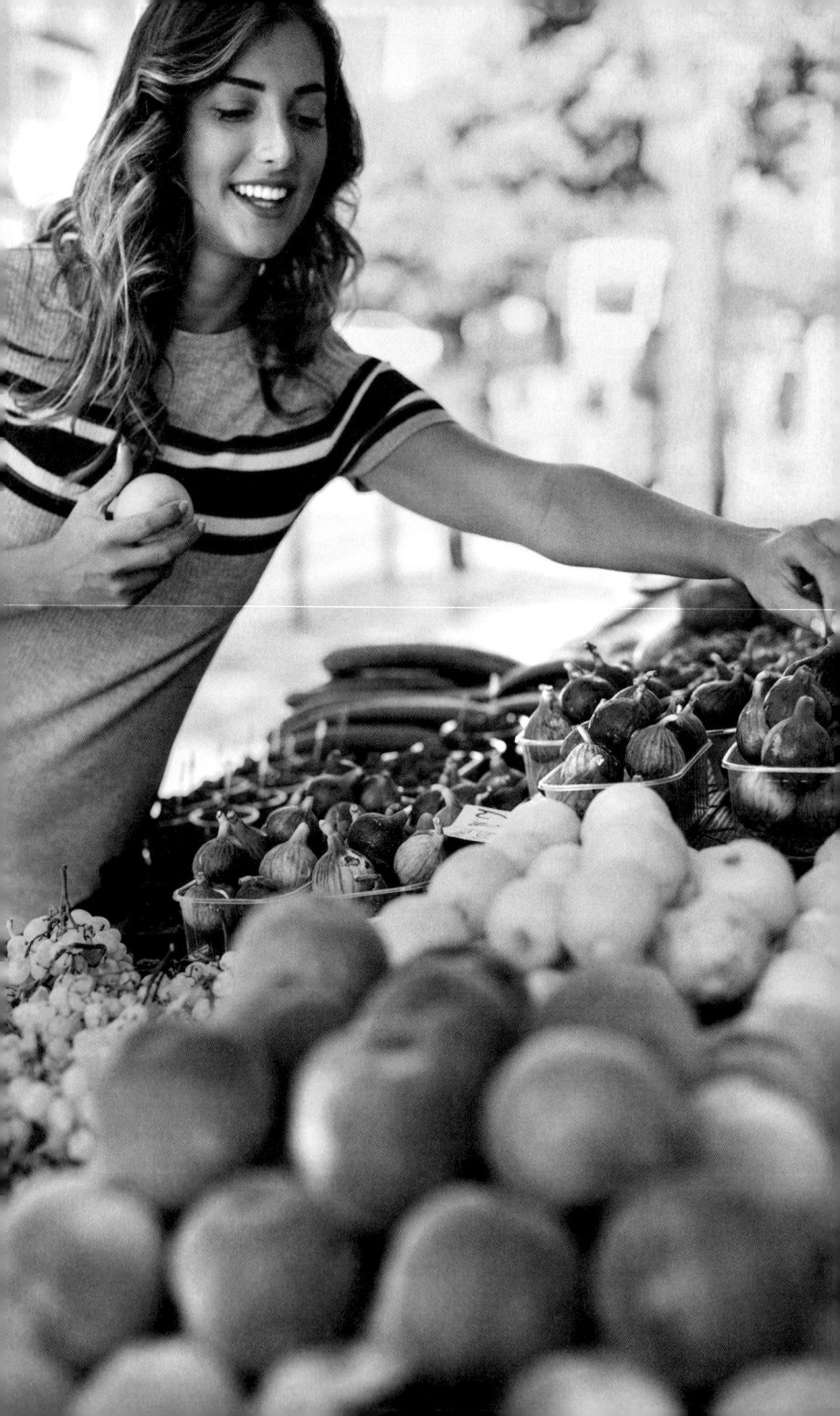

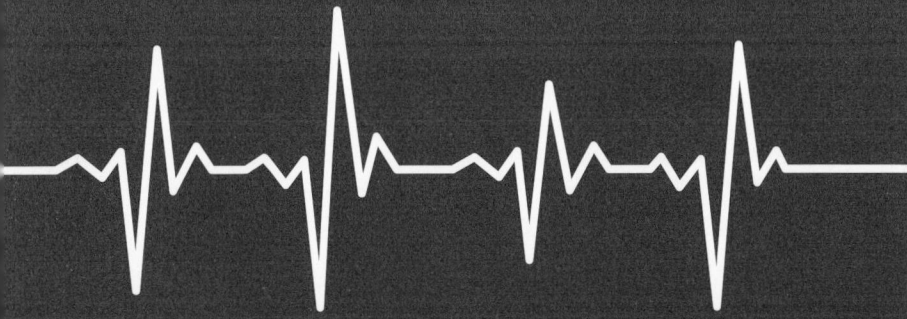

# So genießen Sie herzgesund

*Herzgesundheit wächst im Garten! Beeren, Obst und Gemüse, Nüsse und Knoblauch machen Ihr Herz stark. Dazu noch viel, viel gesundes Protein, Kaffee und Tee in guter Dosis und ... Schokolade, dann kann Ihnen kaum mehr etwas passieren. Wer klug ist, fährt übrigens zweigleisig: mit hochwertiger Ernährung plus Nahrungsergänzung. Beispiel Selen: Gibt's nicht in unseren Böden, gibt's also auch nicht im Gemüse.*

**TIPP 12**

# Cholesterinsenker? No Carb!

Falsches Alltagswissen: Schweinefleisch und Eier treiben den Cholesterinspiegel hoch. Sagt das auch Ihr Hausarzt? Vergessen Sie's. Ist wirklich Unsinn. Der Körper funktioniert anders. Das viele Fett in Ihrem Blut kommt nicht aus dem durchwachsenen Steak, es kommt aus den Kohlenhydraten, insbesondere aus Weißmehl und Zucker. Es sind die Kohlenhydrate, die in die Blutfette Triglyceride und Cholesterin umgebaut werden.

Wenn Sie die Semmel ohne Butter essen, machen Sie genau das Falsche. Nicht die Butter ist das Problem, sondern die Semmel. Nicht die fette Bratensoße, sondern die Kartoffeln führen zu hohen Blutfettwerten. Nicht die fettige Kaffeesahne, sondern der Zucker im Kaffee sorgt für den Ärger.

Noch mehr Ärger gefällig? Bei hohen Cholesterinwerten werden Statine verschrieben. Kennen Sie. Das ist medizinischer Standard. Und funktioniert so: Aus Kohlenhydraten, aus Fettsäuren und Proteinen stellt unser Körper Acetyl-CoA her – eines der wichtigsten Moleküle für unseren Energiehaushalt. Acetyl-CoA wird normalerweise in vielen Schritten in Cholesterin umgebaut. Nach der dritten Umbaumaßnahme entsteht das wichtige Zwischenprodukt Mevalonat. Jetzt kommen aber die Statine, klammern sich an die Mevalonat-Hersteller-enzyme und machen sie handlungsunfähig. So entsteht wesentlich weniger Mevalonat. Und deshalb im nächsten Schritt auch weniger Cholesterin.

Problem gelöst, könnte man da meinen. Das ist aber zu kurz gedacht. Denn im Körper werden viele Stoffe in unterschiedliche weitere Stoffe umgebaut. Mevalonat ist ein sehr wichtiger Rohstoff: Er wird zum Aufbau des Coenzyms $Q_{10}$ benötigt. Essenziell für uns! Denn $Q_{10}$ steuert den Energiestoffwechsel, der in unseren Mitochondrien stattfindet und über den 95 Prozent der gesamten Körperenergie erzeugt wird.

Weil unser unermüdliches Herz zu den Organen mit dem höchsten Energiebedarf zählt, finden wir im Herzmuskel ganz besonders hohe $Q_{10}$-Konzentrationen. Jetzt bitte mitdenken: Was passiert, wenn Statine Mevalonat verhindern und durch diesen künstlich erzeugten Rohstoffmangel auch die Produktion des Coenzyms $Q_{10}$ reduziert wird? Richtig: Das Herz leidet.

Zählen Sie eins und eins zusammen: Niedrige LDL-Cholesterinwerte sind kein Schutz vor einem Herzinfarkt, schließlich haben fast 50 Prozent der Infarktpatienten einen niedrigen Spiegel. Das alleine stellt die Einnahme von Statinen schon in Frage. Zusätzlich greifen Statine in die Synthese des Coenzyms $Q_{10}$ ein, das für die Energieherstellung in den Zellen absolut notwendig ist. Einen Mangel an Coenzym $Q_{10}$ spüren besonders das Herz und die Skelettmuskulatur. Von Statinen alleine wird es Ihnen also nicht besser gehen. Wahrscheinlich sogar schlechter.

**PRAXISTIPP**

## *Bitte Blutfette aufräumen*
## *2. Teil*

1. Niedrige Triglyceridwerte sind wichtiger für ein gesundes Herz als ein niedriger Gesamtcholesterinwert oder niedrige LDL-Cholesterinwerte. Senken Sie Ihre Triglyceridwerte auf natürliche Weise: mit No Carb!

2. Falls Sie Statine einnehmen, rate ich Ihnen dringend zu einer zusätzlichen Einnahme des Coenzyms Q10. Hochdosiertes Q10 gibt's in der Apotheke oder im Internet.

# Herzhelfer: Coenzym Q₁₀

Das Coenzym ist essenziell für die Herstellung von Energie in den Mitochondrien. Wenn Sie es grob mit einem Feuer vergleichen, dann ist $Q_{10}$ so etwas wie der Anzünder. Mangelt es an Anzündern, können Sie so viel Holz haben, wie Sie wollen, Sie werden es nicht zum Brennen bringen und auch keine Wärmeenergie herstellen können.

Wenn der Körper schwächelt, bei Krankheiten oder im Alter, nimmt die Konzentration des Coenzyms $Q_{10}$ ab, besonders stark in den Zellen des Herzmuskels. Die $Q_{10}$- Menge kann bis zu 40 Prozent reduziert sein. Jede einzelne Herzzelle leidet natürlich darunter, denn sie bekommt zu wenig Energie, das Herz wird schwach.

## Risikofaktor $Q_{10}$-Mangel

Wissenschaftler untersuchten 236 Patienten mit Herzinsuffizienz, die im Mittel 77 Jahre alt waren. Ihre Herzen sowie ihre Coenzym-$Q_{10}$-Werte wurden regelmäßig untersucht. Bei einigen nur wenige Wochen, bei anderen länger als fünf Jahre. Die Wissenschaftler nahmen noch jede Menge andere Daten auf, wie Geschlecht, vorherige Infarkte, Gewicht, Nierenfunktion und weitere medizinwissenschaftliche Parameter.

Mit einem statistischen Verfahren überprüften sie, inwieweit jeder einzelne Faktor das Sterberisiko vorherbestimmt. Dabei stellten sie fest, dass die Konzentration des Coenzyms $Q_{10}$ ein eigenständiger Risikofaktor ist. Patienten mit besonders niedrigen Werten starben besonders schnell.[6]

Sollten Sie an einem schwachen Herz leiden, kann die Einnahme des Coenzyms $Q_{10}$ Ihnen helfen. Allerdings muss es hochdosiert sein und mehrmals täglich eingenommen werden. In einer Studie konnte gezeigt werden, dass durch die Einnahme von 100 mg $Q_{10}$, dreimal täglich über vier Wochen, das Herz bei einer Herzinsuffizienz wieder mehr Blut in den Blutkreislauf pro Schlag pumpen konnte. Noch bessere Resultate zeigten sich, wenn während des Einnahmezeitraums zusätzlich trainiert wurde. Auch nach einem akuten Herzinfarkt zeigte die Einnahme von $Q_{10}$ positive Wirkung auf den Gesundheitsverlauf, und auch Herzrhythmusstörungen verringern sich, wenn $Q_{10}$ in hohen Dosen eingenommen wird.[7]

$Q_{10}$ hilft kranken und älteren Menschen, deren Körper aus der Balance geraten ist. Ein gesunder Körper stellt das Coenzym in ausreichender Menge selbst her und versorgt alle Zellen mit dem essenziellen Stoff. Woraufhin die Zellen freudig Energie herstellen, die Zellen des Herzmuskels genauso wie alle anderen.

$Q_{10}$ kann man zusätzlich direkt essen, besonders reichhaltig sind Leber, öliger Fisch wie Sardinen und Makrelen, Nüsse, und viele Gemüsearten. Kochen zerstört das Coenzym jedoch. Ich habe Patienten, die begeistert rohe Leber verzehren, bestimmt nicht jedermanns Sache. Wenn Sie keine rohe Leber mögen, dann freunden Sie sich mit der täglichen Extra-Portion rohem Gemüse an.

Für die körpereigene Synthese des Coenzyms $Q_{10}$ braucht der Organismus Fettsäuren. Butter, tierische Fette und Olivenöl sind wertvolle Rohstofflieferanten. In mehreren Schritten werden die Fettsäuren in das Coenzym $Q_{10}$ umgebaut. Kein Wunder, dass eine Ernährung reich an Fetten aber arm an Kohlenhydraten das Herz stärkt.

## Alles in Butter

Alle Wissenschaftler sind fehlbar. Machen Fehler. Manche Wissenschaftler produzieren absichtlich *Fake News,* um ihre Interessen durchzusetzen. Oder die der Industrie.

Hinter der weitverbreiteten Cholesterinangst steht zum Beispiel der amerikanische Physiologe Ancel Keys. Ihm und einigen anderen Wissenschaftlern haben wir zu verdanken, dass viele von uns in dem Glauben groß geworden sind, Butter sei ungesund. Und tierische Fette schadeten dem Herzen. In diesem Zusammenhang ist der Fakt interessant, dass der Margarinehersteller Procter & Gamble in den 1950er Jahren der American Heart Association Sponsorengelder zukommen ließ, die dann über TV-Spots vor Cholesterin und Butter warnte. Was in unseren Hirnen dummerweise hängen geblieben ist.

Die Grundlage? Eine Schrottstudie. Um eine positive Korrelation zwischen dem Konsum von tierischen Fetten und dem Auftreten von Herz-Kreislauf-Erkrankungen nachzuweisen, hatte Keys in 22 Ländern Daten gesammelt. Nur zeigten diese Daten leider das Gegenteil: Mehr Cholesterin in der Nahrung, mehr tierische Fette, mehr Butter schützten das Herz. Keys wollte ein anderes Ergebnis. Daher frisierte er seine Daten und wertete nur die Daten von sieben Ländern aus, die eine Korrelation nach seinem Wunsch zeigten. Doch auch in den sieben Ländern gab es Provinzen, die nicht zu seiner Korrelation passten. Die Daten solcher Regionen sortierte er ebenfalls aus. Oder er erhob seine Daten einfach während der vorösterlichen Fastenzeit. Dann zeigten sie seine erwünschte Korrelation. So ging er beispielsweise in Kreta vor.

Heute wird seine Studie als groß angelegter Betrug angesehen. Selbst Ancel Keys gab 1997 zu: »Es gibt absolut keine Verbindung zwischen Cholesterin in der Nahrung und Cholesterin im Blut. Keine. Und das haben wir schon immer gewusst. Cholesterin in der Nahrung macht überhaupt nichts.« Leider kennen nur wenige dieses Statement. Stattdessen sind Bürger wie Ärzte überzeugt, dass Cholesterin in der Butter sowie in tierischen Produkten schädlich ist. Diese Lüge hat sich tief den Köpfen verankert und bei einigen zu der fixen Idee weiterentwickelt, jegliche Nahrung tierischen Ursprungs sei für den Menschen ungeeignet. Unfug![8]

Die Wahrheit ist eine andere. Gesättigte Fettsäuren und Cholesterin wirken entzündungshemmend und schützen vor Herz-Kreislauf-Erkrankungen. Sie wirken sogar heilend! Das haben wissenschaftliche Studien gezeigt. Besonders gesund ist die Butter von Milchkühen, die ganz natürlich auf einer Weide Gras fressen dürfen. Butter sollte mindestens das EU-Öko-Verordnung-Biosiegel tragen, noch besser sind Produkte, die nach den Bioland- oder Demeter-Richtlinien hergestellt werden. Butter ist wirklich ein ganz besonderes Nahrungsmittel. In einer guten Butter sind rund 400 verschiedene Fettsäuren sowie eine beachtliche Menge an fettlöslichen Vitaminen enthalten.

## Butter: viel besser als Margarine

Wissenschaftler aus den USA gingen 2010 der Frage nach, ob die Reduktion von gesättigten Fettsäuren in der täglichen Ernährung wirklich das Risiko für Herz-Kreislauf-Erkrankungen vermindert. Gesättigte Fettsäuren kommen vor allem in tierischen Produkten sowie in Butter vor. In ihre Analyse gingen 21 Studien mit insgesamt 347 747 Teilnehmern ein. Die Studien liefen in Zeitspannen zwischen fünf und 23 Jahren.

Die Metaanalyse zeigte keinen Zusammenhang zwischen der Aufnahme von gesättigten Fettsäuren und der Entwicklung einer Herz-Kreislauf-Erkrankung oder eines Schlaganfalls.

Die Wissenschaftler ziehen sogar in Erwägung, dass das Risiko für Herz-Kreislauf-Erkrankungen steigt, je weniger gesättigte Fettsäuren gegessen werden. Insbesondere wenn die Butter durch Margarine und die fettige Entenbrust durch einen Teller Pasta ersetzt wird.[9]

Fettsäuren sind so gesund, weil der Körper aus ihnen aufgebaut ist. Zellmembranen bestehen zu 50 Prozent aus Fettsäuren. Die Fettsäuren aus der Butter sind nach einiger Zeit beispielsweise in den Zellmembranen der neuen roten Blutkörperchen zu finden. Zellmembranen mögen eine gute Mischung aus gesättigten und ungesättigten Fettsäuren. Die gesättigten sorgen dafür, dass nichts in die Zelle kommt, was da nicht reingehört, und die ungesättigten sorgen für die benötigte Geschmeidigkeit der Membranen. In Olivenöl sind beispielsweise viele ungesättigte Fettsäuren enthalten.

Auch Nervenzellen brauchen Fettsäuren, ihre Fortsätze, die die Nervenimpulse weiterleiten, sind mit einer Schicht ummantelt, die zu 70 Prozent aus Fettsäuren besteht. Aufgrund des Fettmantels werden Signale schneller transportiert. Die Butter wird somit gebraucht, damit Kommandos aus dem Gehirn schnell im Fuß ankommen.

Gesättigte Fettsäuren führen außerdem zu einem Anstieg des »guten« HDL-Cholesterins. Es transportiert überschüssiges Cholesterin von den Körperzellen zum Abbau in die Leber.

Die Oma, die Uroma wussten das noch: Butter kann fast alles. Ihre Fettsäuren sind wichtige Bausteine für Sexualhormone – Butter macht also Lust auf Sex. Ihre Fettsäuren helfen der Leber bei der Entgiftung – Butter hält uns also frei von giftigen Substanzen. Das Immunsystem braucht Fettsäuren, besonders im Kampf gegen Pilzinfektionen – Butter hält uns also gesund. Fettsäuren machen die Knochen stark – Butter macht uns also auch robust. Fette machen auch satt. Und wer sich satt isst, isst weniger, vor allem weniger Kohlenhydrate. Was schlank macht. Schon gewusst? Fette in der Nahrung machen nicht fett, wenn man die Kohlenhydrate weglässt.

Hier aufpassen: Häufiger Anfängerfehler! Wenn Sie zucker- und stärkehaltige Lebensmittel wie Pasta, Brot, Limo und Saft weglassen, aber im Gegenzug die Fettzufuhr nicht ausreichend hochfahren, werden Sie nicht satt, und Ihr Stoffwechsel springt auch nicht richtig in die Fettverbrennung um. Die Lust auf Kohlenhydrate steigt. Wenn Sie abnehmen wollen, müssen Sie sich satt essen mit Fetten. Dann springt Ihr Stoffwechsel in die Fettverbrennung um.

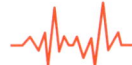

## *Fit mit Fett*

Nehmen Sie etwa 0,8–1,2 Gramm Fett pro Kilogramm Körpergewicht pro Tag zu sich. Die Menge hängt davon ab, wie aktiv Sie sind und wie Sie den Rest Ihrer Ernährung zusammenstellen.

Empfehlenswerte Fette:

- Butter
- Fette in tierischem Fleisch wie Lammhaxe, Wildschweinrücken oder Entenbrust. Nur Mut: Das »magere Fleisch« macht Sie oft nicht satt!
- Fette aus Milchprodukten. Wieder Mut: Auch Magermilch macht Sie nicht satt.
- Eier
- Schmalz
- fettiger Fisch
- Fischöl
- Olivenöl
- Avocados
- Ghee (wird in der indischen, pakistanischen und afghanischen Küche verwendet)
- Kokosöl
- MCT-Öl

Ungesunde Fette:

- Transfette, die in Margarine, Pommes frites und Chips sowie in industriell hergestellten Backwaren, Keksen und Kuchen enthalten sind
- Sonnenblumenöl (enthält viele entzündungsfördernde Omega-6-Fettsäuren)
- Sojaöl (zu viel Omega 6)
- Erdnussöl (zu viel Omega 6 je nach Anbaugebiet)

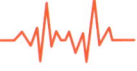

# Die drei herzlichsten Worte: Nehmen Sie ab!

Taufa'ahau Tupou IV., von 1965 bis zu seinem Tod im September 2006 König von Tonga, herrschte mit seinen 200 Kilo über sein Reich östlich der Fidschiinseln im südlichen Pazifik. Man nannte ihn den dicken König – und lächelte hierzulande gerne über seine Fülle. Als er 1981 zu der Hochzeit von Prince Charles und Lady Diana reiste, musste für das Flugzeug ein Sondersessel angefertigt werden. In den 1990er Jahren änderte er seine Einstellung zu seinem Gewicht. Der Monarch verlor 70 Kilo. Er sagte, er fühle sich jetzt »leicht wie ein Vogel und schlafe sehr gut«. Tupou wollte seinem Volk ein Vorbild sein und startete eine Kampagne gegen das in seinem Reich weitverbreitete Übergewicht.

Übergewicht ist der Anfang vielen Übels. Erst sieht es nur nicht schön aus, wenn sich die 20 Milliarden Fettzellen aufblähen. Dann macht es krank. Auf das Konto der überflüssigen Pfunde gehen verkalkte Gefäße, Arteriosklerose genannt. Die Folge: Herzinfarkt und Schlaganfall.

Das Gewebe der linken Hauptkammer des Herzens ist bei Übergewichtigen häufig vergrößert, und sie weisen vermehrt eine Herzinsuffizienz auf. Die »Framingham Heart Study« (5881 Personen, mittleren Alters, 54 Prozent Frauen) zeigt: Bei Frauen erhöht schon leichtes Übergewicht (BMI 25 bis 29,9, das wären 70 Kilo bei einer Körpergröße von 1,65 m) das Infarktrisiko um 68 Prozent, bei Männern um 17 Prozent. Meine Herren: Ihr Risiko steigt ab BMI 30 (das wären 100 Kilo bei einer Körpergröße von 1,80 m) um 80 Prozent! Mit jedem Kilo mehr muss das Herz mehr arbeiten. Das kostet Lebenskraft. Übergewicht ist der Risikofaktor Nummer eins für chronische Erkrankungen. In anderen Teilen der Welt verhungern Menschen. Bei uns sterben sie, weil sie zu viel und vor allem das Falsche essen. Dramatisch.

## Übergewicht verkürzt das Leben

Seit 55 Jahren läuft in Massachusetts (USA) eine Studie mit 3457 Teilnehmern. Nun wurden Ergebnisse veröffentlicht, die mich erschrecken: Wer mit 40 nur ein bisschen zu dick ist, stirbt drei Jahre früher. Wer viel zu dick ist, lebt sieben Jahre weniger, und wer dann noch raucht, verschenkt 13 Jahre seines Lebens. Und woran stirbt man? Meist am Herzinfarkt. Schon leichtes Übergewicht (BMI 28) verdoppelt laut dieser Studie die Gefahr, einen Herzinfarkt zu erleiden.

Mit jedem Pfund weniger verjüngen Sie das gesamte Gefäßsystem. Wer zehn Kilo abnimmt, schenkt sich drei Lebensjahre. Der Blutdruck sinkt um 15 mmHg, die Blutfette um 35 Prozent. Und gutes HDL-Cholesterin steigt um 15 Prozent an. Würden die übergewichtigen Deutschen zehn Kilo abnehmen, gäbe es nur halb so viele Diabetiker, die Anzahl der Bluthochdruckpatienten würde um ein Drittel sinken, genauso wie die Zahl der Menschen, die an Fettstoffwechselstörungen leiden.

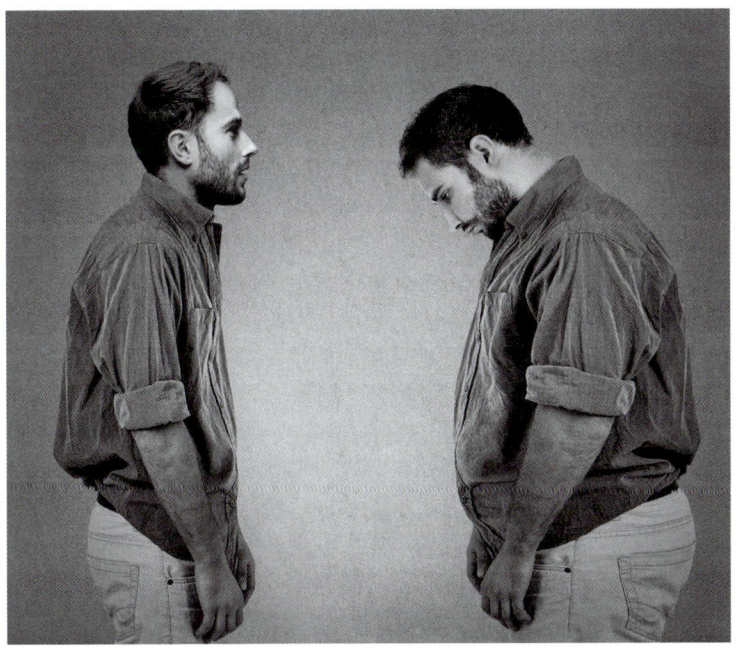

Abnehmen senkt laut aktueller Studien auch Entzündungsstoffe im Blut – um 50 Prozent – und damit das Herzinfarktrisiko.

Wer kalorienarm, aber nährstoffreich isst, wird gesund alt. Mäuseversuche zeigen: Kalorienarm gefütterte Nager haben 20 Prozent weniger Genschäden an Herzzellen als Altersgenossen, die normal ernährt wurden. Die Forscher gehen davon aus, dass auch ältere Menschen noch ihr Herz verjüngen können, wenn sie weniger essen. Vor allem, wenn sie auf Kohlenhydrate verzichten.

 **PRAXISTIPP**

## *Abnehmen, ohne zu hungern*

- Wer beim Abnehmen hungert, der drosselt seinen gesamten Energieverbrauch. Nach der Diät kommt es dann zum berüchtigten Jo-Jo-Effekt, weil der Körper sich an die Notsituation angepasst hat und weniger Energie verbrennt.
- Deshalb gilt: Wer abnehmen will, braucht nicht weniger, sondern häufig mehr. Mehr Eiweiß, mehr Vitalstoffe, mehr lebenswichtige Fettsäuren, jedoch keine Kohlenhydrate.
- Lesen Sie »Die neue Diät« (Heyne Verlag).

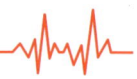

**TIPP 16**

# Schlemmen Sie Paleo

Paleo, die Steinzeitdiät, ist mittlerweile gut bekannt. Endlich! Die Deutsche Gesellschaft für Ernährung hängt zwar mit ihren Empfehlungen noch den wissenschaftlichen Erkenntnissen hinterher, aber konzentrieren wir uns auf die positive Entwicklung: Ernährungswissenschaftler befassen sich ernsthaft mit der Steinzeitdiät.

So auch der Ernährungswissenschaftler Prof. Dr. Armin Zittermann, Leiter der Studienzentrale der Klinik für Thorax- und Kardiovaskularchirurgie am Herz- und Diabeteszentrum Nordrhein-Westfalen in Bad Oeynhausen:

»Zunehmend wird jedoch deutlich, dass eine Kost, die sich an die prähistorische Ernährungsweise anlehnt, günstige Wirkung auf das kardiovaskuläre Risikoprofil hat. Es erscheint sinnvoll, neben einem reichlichen Verzehr von Gemüse sowie einer Fettmodifikation auch eher eine knappe Kohlenhydratzufuhr und eine Erhöhung des Proteinanteils in der Ernährung anzustreben.«

Das ist rebellisch. Nicht für Forever-Young-Leser, die wissen das schon lang. Aber für den Großteil der Deutschen. Ein gesünderes Herz durch: No Carb, mehr Eiweiß und mehr Omega 3!

Was isst der durchschnittliche Mitteleuropäer heute?

Laut Nationaler Verzehrstudie nehmen 25- bis 50-jährige Männer täglich die folgenden Mengen an Lebensmitteln auf:

- 291 Gramm Getreide/Getreideerzeugnisse
- 250 Gramm Obst und Gemüse
- 152 Gramm Milch
- 116 Gramm Kartoffeln und Kartoffelerzeugnisse
- 101 Gramm Fleisch
- 98 Gramm Wurstwaren
- 41 Gramm Käse

- 21 Gramm Butter
- 18 Gramm Fisch und Fischwaren

Da kann ich nur kommentieren: Das merkt man. Allein schon an der Stimmung in diesem Land, das ist genau das Gegenteil von Paleo.

## Das Essen der Langlebigen

Walter Willet lehrt und forscht an der Harvard Medical School. Ein ambitionierter Mediziner: Unter seiner Leitung wurden 80 000 Krankenschwestern (»Nurses' Health Study«) und 44 000 Ärzte (»Health Professionals Follow-up Study«) untersucht. Ergebnis:

- Viele Kohlenhydrate, vor allem Getreide und Kartoffeln, führen zu hohen Blutfettwerten (Triglyceriden) und senken das gute HDL-Cholesterin. Erhöhen also das Herzinfarktrisiko.
- Obst in moderaten Mengen und viel Gemüse senken das Herzinfarktrisiko.
- Zehn Gramm mehr Ballaststoffe, enthalten vor allem in Gemüse, senken das Herzinfarktrisiko um 19 Prozent.
- Bei den Krankenschwestern, die sich mit viel Eiweiß versorgten, lag das Risiko für Herzkrankheiten um 25 Prozent niedriger. Egal, ob sie tierisches oder pflanzliches Eiweiß zu sich nahmen.

Betrachten wir unsere Geschichte als Menschheit, wird klar, warum uns unsere heutige Ernährung krank macht: Vor 400 000 Jahren richtete sich einer auf und lief als Homo sapiens durch die Gegend. Und vor 10 000 Jahren setzte er sich hin. An den Rand seines Ackers. Baute kohlenhydratreiche Lebensmittel an, von denen er dick und krank wurde. Vorher aß er zu 65 Prozent Samen, Nüsse, Wurzeln, irgendwelche Blättchen und Grünzeug sowie winzige Früchte und zu 35 Prozent Fleisch und Fisch. Jeden Tag verdrückte er 1700 Gramm pflanzliche Kost und 900 Gramm tierische. Kohlenhydrate nahm er nur über

Früchte auf. Getreide kannte er ja noch nicht. Milch gab's nur aus dem Busen. Dann nicht mehr. Die Kartoffel wuchs nur in Südamerika.

Ihre Ahnen aus der Altsteinzeit aßen also viel, viel Protein und Fette sowie wenige Kohlenhydrate. In Zahlen ausgedrückt:

- 3060 Kalorien
- 37 Prozent Eiweiß
- 22 Prozent Kohlenhydrate
- 41 Prozent Fett

37 Prozent Eiweiß. Da klingeln Ihnen doch die Ohren. Das ist doch gefährlich. Oder etwa nicht?

Wissen Sie, was der Steinzeitmensch noch mehr aß? Vitamine. Er nahm neunmal mehr Vitamin C zu sich als wir heute. 604 Milligramm. Bei uns empfiehlt man 100 Milligramm. Er kannte aber noch keine Umweltgifte und keinen Stress, die den Vitamin-C-Bedarf erheblich erhöhen. Er nahm viermal so viel Zink, sechsmal so viel Eisen, dreimal so viel Kalzium auf … Und Sie haben sicherlich im Kopf: So hohe Dosen an Nahrungsergänzungsmitteln sind gefährlich. Der Strunz spinnt.

Der Braten war voller wertvoller Proteine und Omega 3. Das Wild sprang fröhlich herum, fraß Wildkräuter und Blattzeug, und es wurde nicht mit Hormonen und Antibiotika gemästet. Dieses Fleisch war gesund, es beinhaltete viel Omega 3. Der Steinzeitmensch nahm genauso viele Omega-3-Fettsäuen auf wie Omega-6-Fettsäuren. Uns mangelt es an den 3ern, und wir vergiften uns mit den 6ern. Und das macht uns krank.

Also: Der Steinzeitmensch aß kaum Ihre ach so geliebten Kohlenhydrate. Und kannte praktisch keinen Herzinfarkt. Heißt doch, logisch weitergedacht: Die Hälfte aller Todesfälle in Deutschland kann man einfach vermeiden. Indem man statt auf konservative Ernährungswissenschaftler einfach mal auf den Steinzeitmenschen hört.

# 17

## Hering schlägt Karpfen

Dass regelmäßige Fischmahlzeiten Ihr Herz auf Trab bringen, ist bekannt. Dass aber Fisch nicht gleich Fisch ist, das lesen Sie hier. Entscheidend ist der Anteil am Herzöl Omega 3. Und da ist der Salzwasserfisch unschlagbar. Wissen die Eskimos schon lange. Die Inuit in Grönland essen viel, viel Fett. Sie neigen seit zwei Jahrzehnten auch ein bisschen zum Ansetzen einer Schutzschicht gegen die Kälte. Weil sie, statt im Hundeschlitten zu stehen (ist anstrengend), auf dem Motorschlitten sitzen (ist gemütlich). Nur: Die Arterien sind frei. Völlig unverkalkt. Eskimos kennen keinen Herzinfarkt. Der Grund ist einfach: Sie essen öligen Fisch. Und der liefert die Omega-3-Fettsäuren, die dafür sorgen, dass der Körper viele gute Eicosanoide bildet. Als Eicosanoide wird eine ganze Gruppe an Stoffen bezeichnet, die ähnlich wirken wie Hormone, obwohl sie keine sind. Aus Omega-3-Fettsäuren entstehen die guten Eicosanoide, sie wirken positiv auf den Blutdruck, reduzieren Entzündungsreaktionen und lassen das Blut nicht so schnell gerinnen, beugen damit Blutgerinnsel vor. Aus Omega-6-Fettsäuren entstehen jedoch schlechte Eicosanoide, sie machen genau das Gegenteil. Sie sind aber im Fisch nur in geringen Mengen enthalten. Grönländer essen täglich 400 Gramm Fisch. Das tun Japaner häufig auch. Deswegen haben sie ein ebenso gesundes Herz. Sie wollen Ihr Herzinfarktrisiko mindern? Dann essen Sie Fisch.

### Tierisches Omega 3 statt Leinöl

Seefische liefern die langkettigen Omega-3-Fette DHA und EPA. Leinöl und Nüsse enthalten zwar auch Omega-3-Fettsäuren, aber die muss der Körper erst aufwendig umbauen, bis er etwas mit ihnen anfangen kann. Leider ist er sehr ineffizient bei dieser Umbauarbeit. Die Omega-3-

Fettsäuren EPA und DHA werden vom Körper sofort aufgenommen und verwendet. Wir brauchen zwei bis drei Gramm Omega-3-Fettsäuren pro Tag, oft fängt echte Gesundheit erst bei sechs Gramm pro Tag an.

Salzwasserfisch enthält auch das Coenzym $Q_{10}$, ein ausgesprochen wichtiger Stoff für die Energieherstellung in den Zellkraftwerken, den Mitochondrien. Es senkt den Blutdruck, verhindert, dass LDL-Cholesterin schädlich wird, lässt unser Herz länger schlagen. B-Vitamine sind im Salzwasserfisch ebenfalls vertreten. Sie sorgen für ein gutes Immunsystem und niedriges Homocystein. Fisch liefert auch Eiweiß, und zwar sehr gesundes Eiweiß.

Diese Fische sind reich an Omega-3-Fettsäuren: Lachs, Hering, Makrele, Sardinen.

## Salzwasserfisch ist Trumpf

Finnische Forscher waren ziemlich irritiert, als sie herausfanden, dass die männliche Bevölkerung im Osten des Landes eine der höchsten Herzinfarktraten der Welt hat – obwohl sie viel Fisch essen. Im Westen Finnlands ist die Herzinfarktrate aber nur halb so hoch. Der Grund: Die im Osten lebenden Finnen essen Süßwasserfische, die arm sind an Omega-3-Fettsäuren. Außerdem enthalten diese Süßwasserfische viel Quecksilber. Dieses Schwermetall erhöht das Herztodrisiko auf das Dreifache. Und Quecksilber finden Sie leider auch in unseren Gewässern.

Heute fällt dreimal so viel Quecksilber vom Himmel wie vor der industriellen Revolution. In Deutschland werden die Grenzwerte für Quecksilber zwar eingehalten, trotzdem sind die Fische, die am Ende der Nahrungskette stehen, wie Thunfisch und Heilbutt, stärker belastet als Hering und Seelachs sowie Forelle und Karpfen. Insbesondere Schwangere, Stillende und Kleinkinder sollten daher nur einmal wöchentlich Fisch essen.

Das gute an Omega-3-Kapseln: Das Fisch-Öl wird von Schwermetallen gereinigt.

## TIPP 18

# Omega 3

Omega 3 ist *das* Molekül für ein gesundes, leistungsstarkes Herz. Es lässt das Herz ruhig schlagen, sorgt für eine störungsfreie Übertragung von Nervenimpulsen und setzt das Risiko eines plötzlichen Herztodes herab. Es wirkt auch direkt im Blut: reduziert Blutfette, macht das Blut gerade richtig dünn, wirkt entzündungshemmend, hilft beim Aufbau neuer Zellen und macht das Immunsystem stark. Omega 3 ist ein essenzieller Stoff, der praktisch überall in Ihrem Körper einen Unterschied macht. Essenziell heißt: entsteht nicht von allein. Müssen Sie essen. Ausreichend essen.

Machen Sie typischerweise nicht. Nur fünf Prozent der deutschen Bevölkerung nimmt regelmäßig Omega 3 ein, und fast niemand isst genügend fettigen Fisch, um auf eine gesunde Menge zu kommen.

### Omega-3-Fettsäuren reduzieren die problematischen Blutfette

Fett reduziert Fett – das hört sich im ersten Moment absurd an. Ist es aber nicht. Haben Sie viele Omega-3-Fettsäuren im Blut, werden weniger Triglyceride gebildet, also Speicherfette. Stichwort Schwabbelbauch. Eine hohe Konzentration von Omega 3 sorgt auch für höhere Werte beim HDL-Cholesterin. Brauchen Sie: HDL-Cholesterin hilft, Blutgefäße weit zu stellen und die Muskulatur zu entspannen.

Fett ist nicht gleich Fett! Omega 3 bringt die Fettsäuren wieder in ein gesundes Gleichgewicht. Es lässt mehr gesunde Fettsäuren entstehen und reduziert die schlechten. Dem liegen mehrere Mechanismen zu Grunde, die noch nicht komplett erforscht sind. Wichtig ist, dass es funktioniert und das können Sie selbst ausprobieren.

Stellen Sie konsequent Ihre Ernährung um und lassen dann Ihre Blutfettwerte untersuchen.

## Omega 3 macht Blutkörperchen fit

Omega 3 wirkt sogar direkt auf Ihre roten Blutkörperchen: Es macht die Zellmembranen der Erythrozyten elastischer. Der Grund: Zellmembranen bestehen größtenteils aus Fettsäure, die fein säuberlich nebeneinanderliegen. Gesättigte Fettsäuren sind gerade gebaut, und ungesättigte Fettsäuren, wie Omega 3, sind etwas kurvig. Liegen da viele dieser kurvigen Omega-3-Fettsäuren nebeneinander, entstehen größere Abstände zwischen den Fettsäuren. Das sorgt für die Elastizität. Reicht der Vorrat an Omega-3-Fettsäuren nicht, nimmt sich der Körper zum Bau der Membranen, was da ist: Zur Not auch Transfette – also künstlich gehärtete Fette. Stecken typischerweise in Kartoffelchips und Industriekuchen. Transfette sind besonders starr. Gelangen sie in eine Zellmembran eines roten Blutkörperchens, verwandelt es sich in einen harten Drops.

Ganz schlecht fürs Herz: Harte, dicke Blutkörperchen passen nicht durch die kleinsten Kapillaren Ihrer Blutgefäße, die jede Zelle Ihres Körpers versorgen. Auch Ihr Herzmuskel ist von einem riesigen Kapillarnetz durchzogen. Wenn Ihre Erythrozyten dort geschmeidig ankommen, versorgen sie Ihre Zellen problemlos mit Sauerstoff. Bleiben sie aber stecken, erhalten die einzelnen Herzmuskelzellen weniger Sauerstoff. Fehlt Sauerstoff, geht die Leistung in den Keller. Einzelne Zellen können sich nicht mehr so gut rhythmisch zusammenziehen und wieder entspannen. Leiden viele Herzmuskelzellen unter dem Versorgungsengpass, nimmt die Leistungsfähigkeit des Herzens insgesamt ab. Also herzschwach wegen Kartoffelchips? Muss doch nicht sein!

Omega 3 nutzt übrigens auch Ihren weißen Blutkörperchen, also Ihrem Immunsystem. Diese Thrombozyten bilden nützliche Klumpen, wenn Sie sich verletzt haben. So stoppen sie die Blutung. Bei zu wenig Omega 3 im Blut verklumpen die Thrombozyten auch dann, wenn sie es gar nicht sollen. Diese Blutklumpen sind gefährlich. Ärzte verschreiben dagegen gerne Acetylsalicylsäure, bekannt als ASS. Die regelmäßige Einnahme kann jedoch zu Magenblutungen führen. In Großbritannien sterben 3000 Menschen jährlich daran, so eine Studie. Omega 3 verhindert die Klumpenbildung und lässt den Magen in Ruhe.

## Omega 3 gegen Herzrhythmusstörung

Ihr Herz schlägt, weil Nervenimpulse kontinuierlich Signale zum Zusammenziehen der Herzmuskelzellen senden. Diese Signale müssen sich jedoch über den gesamten Herzmuskel ausbreiten, Milliarden an Herzmuskelzellen erreichen. Bei der Übermittlung des Signals spielt die Zellmembran eine entscheidende Rolle. Durch die Membran führen spezielle Kanäle, die Natrium- und Kaliumionen in die Zelle lassen. Ohne diesen Ionenstrom funktioniert die Weiterleitung des Signals nicht. Wissenschaftler gehen derzeit davon aus, dass die Omega-3-Fettsäuren aus der Membran die Aktivität der Ionenkanäle positiv beeinflussen. Wenn die Ionenkanäle gut funktionieren, klappt es auch mit der Signalübermittlung, das minimiert wiederum das Risiko von Herzrhythmusstörungen.

## Omega 3 wirkt entzündungshemmend

Fast alle chronischen Erkrankungen gehen Hand in Hand mit Entzündungen. So auch Herz-Kreislauf-Erkrankungen. Omega 3 heilt Entzündungen, denn es stärkt auf vielerlei Wegen das Immunsystem. So geht sogar Arteriosklerose zurück, und auch die schädliche Oxidation von LDL-Cholesterin reduziert sich.

Fakt ist: Omega 3 heilt Entzündungen, Omega 6 dagegen produziert Entzündungen. Zwar ist auch Omega 6 für uns essenziell, doch die überlebensnotwendige Menge ist sehr schnell gedeckt. Alles Zuviel an Omega 6 wirkt dann schädlich. Die meisten von uns verpassen sich versehentlich eine 15-fache Überdosis an Omega 6. Täglich! Grund ist der viel zu hohe Omega-6-Anteil in Milchprodukten und in Fleisch aus der konventionellen Landwirtschaft. Wobei das wiederum kein Wunder ist: Die Tiere können sich im Stall nicht bewegen, sie werden nicht artgerecht gefüttert (Mais statt Gras!), sind krank. Zu viel Entzündung im Körper. Wenn wir krankes Fleisch essen, werden wir ebenfalls krank. Logisch.

Die Medizin ist sehr daran interessiert, immer wieder neue Biomarker zu finden. Einer der wirklich sinnvollen ist der Omega-3-Index. Hier wird der proportionale Anteil von Omega 3 an der Gesamtmenge aller Fettsäuren in den Zellmembranen der roten Blutkörperchen gemessen. Genauer: der Anteil der Omega-3-Fettsäuren EPA und DHA. Das sind die Varianten an Omega-3-Fettsäuren, die der Körper besonders gut aufnimmt.

Der Wert zeigt direkt, wie elastisch die Erythrozyten sind. Warum überhaupt deren Zellwände unter die Lupe kommen? An diese Zellen kommt man leichter und sicherer heran als an die Herzmuskelzellen – deshalb schlussfolgert man aus der Fitness der roten Blutkörperchen, wie gesund die Membranen der Herzmuskelzellen sind.

## Herzgesund ist messbar

Wissenschaftler haben einen Zusammenhang zwischen dem Omega-3-Index und der Herzgesundheit gefunden. Haben wir mehr als acht Prozent Omega 3 im Blut, ist das Risiko für einen tödlichen Herzinfarkt am geringsten. Kommen wir auf weniger als vier Prozent, wird es gefährlich:[10] Dann haben wir ein zehnfach höheres Risiko für einen plötzlichen Herztod. Als optimaler Bereich gilt ein Omega-3-Index zwischen acht und zwölf Prozent.

Wenige Triglyceride, flüssiges Blut, eine gute Signalübertragung durch die Herzmuskelzellen, weniger Arteriosklerose und oxidiertes LDL-Cholesterin machen das Herz stark und lassen den Blutdruck unten – all diese Omega-3-Effekte machen den plötzlichen Herztod unwahrscheinlich. Verlängern unser Leben! Nur: Wie kommen wir an mehr Omega 3?

Probates Mittel: Fischöl! Dabei sind die Produkte mit einem besonders hohen Anteil an EPA und DHA am besten. Sie haben die höchste Bioverfügbarkeit, das bedeutet, dass sie besonders gut vom Körper aufgenommen werden. Nun schmeckt dieses Fischöl pur gewöhnungsbedürftig. (Um nicht zu sagen: eklig …) Wer's nicht runterkriegt, greift zu Kapseln.

Weshalb ich Ihnen das alles aufschreibe? Weil ich Ihre Einstellung ein bisschen verändern möchte. Weg von der Abscheu vor der Kapsel, hin zur Liebenswürdigkeit der Natur, die uns mit solch essenziellen Stoffen reichlich verwöhnt. Wenn wir die Kapseln nicht hätten, hieße das übersetzt: Kaltwasserfisch. Hieße übersetzt: Lebertran. Oder Algen. Wollen Sie das? Und wenn ja: Woher kriegen Sie das? Sehen Sie Kapseln einfach als komprimierte Natur.

Omega-3-reiche Lebensmittel wie Lachs, Makrele, Sardinen und Hering sind als zusätzliche Omega-3-Quelle zu empfehlen. Auch Lamm vom Biohof enthält viele Omega-3-Fettsäuren sowie Wild.

**PRAXISTIPP**

## *Lassen Sie Omega 3 messen!*

- Je mehr Omega 3 in Ihrem Blut, desto gesünder Ihr Herz. Ab acht Prozent Omega-3-Anteil sind Sie auf der sicheren Seite. Wie Sie nun feststellen, ob Sie wirklich da angekommen sind? Messen. Spezialisierte Labore können das und liefern Ihnen schnell Ihre Ergebnisse.
- Bei weniger als acht Prozent brauchen Sie die Omega-3-Fettsäuren DHA und EPA. Sie kommen besonders häufig in Fischöl vor. Wichtig zu wissen für Veganer: Omega-3-Fettsäuren aus pflanzlichen Quellen werden nur sehr schlecht vom Körper verwertet.
- Wie viel Sie brauchen? Häufig wird die Einnahme von ein bis zwei Gramm EPA und DHA empfohlen, damit Herz-Kreislauf-Beschwerden erst gar nicht entstehen. Wenn Sie bereits Beschwerden haben, empfehle ich vier bis sechs Gramm EPA und DHA täglich.

**TIPP 19**

# Jeden Tag ein Ei

Lange Zeit wurde vor Eiern gewarnt. Der Grund: Sie enthalten viel Cholesterin, und erhöhte LDL-Cholesterinwerte werden mit Herz-Kreislauf-Erkrankungen in Zusammenhang gebracht. Die Sache ist jedoch etwas komplexer, denn das Cholesterin aus dem Ei schadet nicht, es vermindert sogar das Risiko von Herz-Kreislauf-Erkrankungen. Das haben Wissenschaftler der Peking-Universität festgestellt, als sie eine halbe Million Menschen untersuchten. Nicht das Cholesterin aus dem Ei schadet, sondern die vielen Kohlenhydrate, die zunächst in LDL-Cholesterin verstoffwechselt werden und dann aufgrund von oxidativem Stress ihre Struktur verändern.

Cholesterin wird im Körper dringend gebraucht! Es ist Bestandteil der Zellmembranen und macht sie besonders geschmeidig; aus Cholesterin entstehen Sexualhormone, Vitamin D, A, E und K, das Coenzym $Q_{10}$, was für die Energieherstellung sehr wichtig ist, sowie Gallensäure. Kein Wunder, dass viele Zellen Cholesterin herstellen können, die Leber kann das besonders gut.

Trotzdem halten viele Mediziner LDL-Cholesterin für »böse«. Warum? Cholesterin bildet Klümpchen zusammen mit anderen Fettsäuren und Proteinen. Denn nur gemeinsam mit diesen sogenannten Lipoproteinen kann Cholesterin effizient von der Leber zu den Zellen transportiert werden, die das Cholesterin benötigen. Das Klümpchen aus Fettsäuren und Proteinen, in das sich das Cholesterin eingenistet hat, besitzt eine geringe Dichte, ist also ein relativ lockerer Klumpen – daher der Name LDL-Cholesterin, *Low-density Lipoprotein.* Dieses LDL-Cholesterin wird als das schlechte Cholesterin bezeichnet, das ist so jedoch falsch. Es ist nur schlecht, wenn das körpereigene System aus der Balance gerät und LDL-Cholesterin oxidiert.

Deshalb No Carb! So reduzieren Sie oxidativen Stress, und Ihr LDL-Cholesterin behält seine gesunde, nicht oxidierte Form.

Heißt für Sie: Das Frühstücksei ist gesund, das Brötchen oder die Semmel, der Wecken oder die Schrippe – je nachdem, wo Sie wohnen – ist der Übeltäter. Besonders wenn auch noch Marmelade, Honig oder Nuss-Nougat-Creme obendrauf klebt.

## 1 Ei – 18 Prozent weniger Risiko

Wissenschaftler aus China und Großbritannien haben unter der Leitung von Professor Liming Li von der Universität Peking Daten der China »Kadoorie Biobank Study« unter dem Gesichtspunkt des Eierkonsums und des Auftretens von Herz-Kreislauf-Erkrankungen ausgewertet. Fast eine halbe Million (416 213) Teilnehmer aus zehn verschiedenen Regionen Chinas wurden berücksichtigt, sie waren zwischen 30 und 79 Jahre alt. Erstmals wurden ihre Daten zwischen 2004 und 2008 erfasst. Eine zweite Erhebung erfolgte im Durchschnitt 8,9 Jahre später. Die Studienteilnehmer mussten ihren täglichen Eierkonsum angeben, und sie wurden medizinisch untersucht. Während der Studienlaufzeit erkrankten 83 977 Personen an einer Herz-Kreislauf-Erkrankung, und 9985 starben daran.

In der Analyse berücksichtigten die Wissenschaftler auch andere Parameter wie sportliche Aktivität, BMI, Rauchen und Alkoholkonsum. Der Einfluss dieser Faktoren wurde herausgerechnet. Das Ergebnis spricht für sich: Die Teilnehmer, die einmal täglich ein Ei aßen, hatten ein um 18 Prozent reduziertes Risiko, eine kardiovaskuläre Erkrankung zu erleiden im Vergleich zu den Probanden, die nie oder selten Eier aßen.[11]

Im Ei sind sehr viele wertvolle Nährstoffe enthalten, die Vitamine A, D, E, $B_1$, $B_2$, $B_6$ und $B_{12}$ sowie die Mineralstoffe Eisen, Zink, Magnesium, Chlorid, Mangan, Schwefel, Kalium, Kalzium, Phosphor, Kupfer, Fluorid und Jod und Carotinoide. Ein mittelgroßes Ei enthält ca. sechs Gramm Proteine, 0,7 Gramm Kohlenhydrate und fünf Gramm Fett.

**TIPP 20**

# Proteine sind Leben

»Rotes Fleisch führt zum Herzinfarkt« – Schlagzeilen dieser Art lesen Sie immer wieder in den Medien. Was steckt dahinter? Der menschliche Körper besteht zu 16 Prozent aus Proteinen, aus rotem Fleisch, und zu zehn Prozent aus Fetten. Und übrigens nur aus 1,2 Prozent Kohlenhydraten, aus fünf Prozent Mineralstoffen und aus ca. 60 Prozent Wasser. Warum soll rotes Fleisch schaden, wenn ein beachtlicher Anteil jedes Körpers rotes Fleisch ist?

Dass rotes Fleisch ungesund sei, wurde in vielen Studien behauptet. Meiner Meinung nach Schrottstudien, rausgeschmissenes Geld. Da wurden beispielsweise über 20 Jahre Menschen befragt, rückwirkend, alle vier Jahre. Und diese Daten dann ausgewertet. Wissen Sie, wie viel rotes Fleisch Sie vor drei Jahren durchschnittlich täglich gegessen haben? Sie erkennen wahrscheinlich die Datenqualität.

Dann gibt es andere Studien, die genauer messen, den Konsum an Fleisch und Wurstwaren, auch sie kommen zu dem Schluss, dass Fleisch schadet. Nur was für Fleisch haben die Menschen gegessen? Das »normale« Fleisch?

- Fleisch aus der konventionellen Landwirtschaft von Tieren, die sich nicht bewegen durften, falsch ernährt wurden und Antibiotika erhielten?
- Verarbeitetes rotes Fleisch mit Nitratpökelsalz versetzt, mit weiteren künstlichen Geschmacks- und Konservierungsstoffen?

Ja, dieses Fleisch schadet. Leider das heute gängige Fleisch. Rotes Fleisch, vom Biobauern oder vom Jäger, ein Optimum an Gesundheit. Darf ich zitieren? »Health was at its maximum.« Damals, als die zwei Forscher ein Jahr lang absolut nur von Fleisch gelebt hatten. Und die wurden im Krankenhaus unablässig penibel untersucht.[12]

## Proteine für Senioren

Bei älteren Menschen nimmt die Muskelmasse ab, nicht nur die der Skelettmuskulatur, sondern auch die der Herzmuskulatur. Muskeln bestehen aus Proteinen. Und wie viel neues Muskelprotein täglich hergestellt wird, hängt von zwei Impulsgebern ab: von der proteinhaltigen Nahrung und von der sportlichen Aktivität. Bei älteren Menschen funktioniert der Impuls durch den Sport jedoch nicht mehr so gut. Daher haben sich Wissenschaftler aus Australien überlegt, dass es einen Ausgleich braucht, und zwar über die Nahrung. Sie empfehlen eine Aufnahme von 1,0 bis 1,3 Gramm Protein pro Tag pro Kilogramm Körpergewicht. Das bedeutet für eine 65 Kilo schwere Frau 65 bis 84,5 Gramm Protein pro Tag. So viel Protein wie in neun bis zwölf Eiern steckt. Neun bis zwölf! Die Wissenschaftler empfehlen zusätzlich Krafttraining, zweimal wöchentlich.[13]

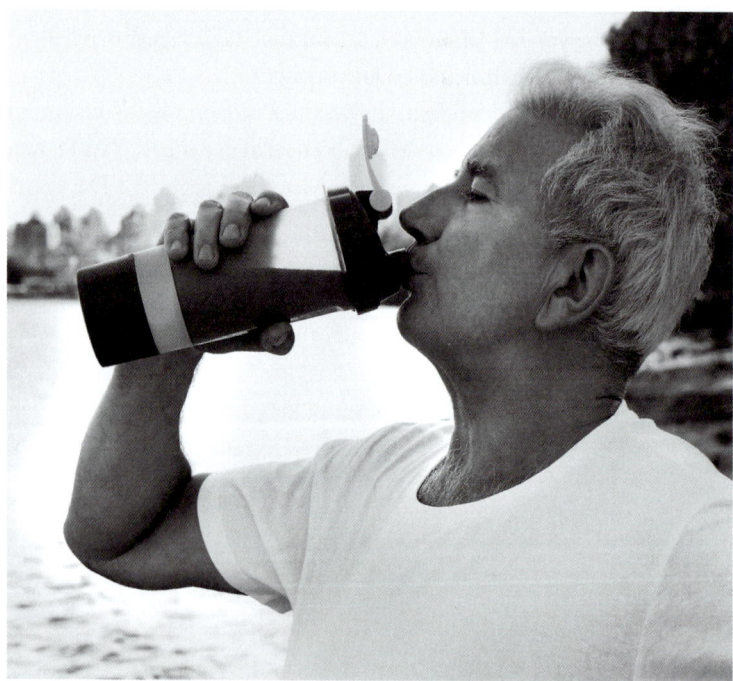

Proteine sind nicht nur in rotem Fleisch, sondern auch in hellem Fleisch, in Fisch, in Eiern und auch in Hülsenfrüchten enthalten. Proteine sind aus den verschiedenen Aminosäuren zusammengesetzt. Elf davon sind essenziell, das heißt, der Körper kann sie nicht selbst herstellen, muss sie täglich über die Nahrung aufnehmen. Haben Sie zu wenig dieser essenziellen Aminosäuren, werden Sie krank. Da der Körper die Aminosäuren überall braucht und jeder Körper anders ist, zeigt sich der Aminosäuremangel bei dem einen als häufige Erkältungen, bei dem nächsten als Herz-Kreislauf-Beschwerden, als Rheuma, Schlafprobleme oder Depression.

**PRAXISTIPP**

## Bluttuning: Gesamtprotein

- Lassen Sie Ihr Gesamtprotein messen. Es sollte über 7,70 g/dl liegen.
- Selbst wenn Ihr Gesamtprotein im grünen Bereich liegt, können Ihnen essenzielle Aminosäuren fehlen. Mehr Auskunft gibt daher eine Untersuchung der Aminosäuren. Einige Labore bieten das an, heißt Aminogramm oder Aminosäureprofil.

Wie viel Protein brauchen Sie?
- Wie viel Protein Sie pro Tag brauchen, hängt von vielen Faktoren ab. Wer viel Sport treibt, braucht mehr, genauso wie Schwangere, auch Kranke brauchen häufig eine Extraportion.
- Essen Sie zwischen 0,8 und 1,5 Gramm Protein pro Kilogramm Körpergewicht pro Tag, in einigen Fällen können auch 2,0 Gramm Protein die richtige Menge sein.

# Lipoprotein(a) hoch, was nun?
# Ganz einfach: Eiweiß tanken

Lipoprotein(a) ist ein Molekül, das aus Fett und Proteinen besteht und wirklich gefährlich ist für die Herzgesundheit. Wenn irgendwo ein Blutgefäß verletzt ist, dann ist es vor allem Lipoprotein(a), was sich dort einlagert.

Sie hören mich oft sagen, dass Ihre Gene Sie nicht beherrschen, sondern Ihr Lebensstil entscheidet, welche Gene aktiv sind. Lp(a) stellt da eine Ausnahme dar, denn es gibt Personen, die haben genetisch bedingt erhöhtes Lp(a). Momentan geht man davon aus, dass diese Genvariante zu Herzinfarkten oder Schlaganfällen früh im Leben führt. Doch sind erhöhte Lp(a)-Werte kein Schicksal, denn Sie können viel für sich tun. Sie müssen sich in besonderem Maß um ein gesundes Leben kümmern. Besonders wichtig ist eine No-Carb-Ernährung, dann entzünden sich die Blutgefäße erst gar nicht, Lp(a) lagert sich erst gar nicht ab, dann ist es gar nicht mehr so wichtig, wie viel dieses gefährlichen Stoffes im Blut herumschwimmt. Denn senken können Sie es nur wenig, wenn Sie diese Genvariation haben.

Sollten Sie zu den Betroffenen zählen, nehmen Sie es positiv! Sie werden zu einem gesunden Leben gezwungen. Langfristig rechnet sich das, denn es wird nicht nur Ihr Risiko für eine Herz-Kreislauf-Erkrankung senken, sondern auch für andere chronische Krankheiten wie Krebs oder Demenz.

Wenn Sie zu den 20 Prozent der Deutschen zählen, die den Risikofaktor Lipoprotein(a) in sich tragen, dann wird für Sie Lysin und Vitamin C zum Lebensretter. Lysin kleidet die innere Gefäßwand wie Teflon aus. Lässt das Lp(a) einfach abrutschen. Denn Lysin ist ein Baustein des Fasereiweißes Kollagen, dem Hauptbestandteil der Gefäßwand. Damit es jedoch richtig verbaut wird, braucht Lysin Vitamin C. Zusammen sorgen sie in Ihrem Körper für festes Arteriengewebe. Lysin zusammen mit Vitamin C verhindert, dass Flüssigkeit aus den Adern ins Gewebe sickert. Dass sich Wasser einlagert und Sie Ödeme kriegen. Dass Sie teigig aufschwellen – zum Beispiel morgens, unter den Augen. Hässlich, lästig und überflüssig, dank Lysin.

Lysin lässt sogar das angelagerte Lp(a) wieder von der Gefäßwand verschwinden. Macht Sie wach und reduziert oder verhindert Angina-Pectoris-Anfälle. Das stellte übrigens der Vitaminforscher der ersten Stunde schon fest, Linus Pauling (1901–1994): Er gab Bypasspatienten, die bei jeder Anstrengung unter starken Schmerzen in der Brust litten, mehrmals täglich Lysin. Bis zu sechs Gramm. Binnen vier Wochen konnten die Patienten auf ihre Nitroglycerintabletten verzichten.

Lipoprotein(a) ist ein verzwicktes Ding, es ist der entscheidende Risikofaktor für kardiovaskuläre Erkrankungen. Leider wird er nicht standardmäßig untersucht.

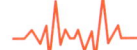 **PRAXISTIPP**

## *Lassen Sie Ihren Lipoprotein(a)-Wert messen*

- Er sollte unter 75 nmol/l oder 30 mg/dl liegen.
- Sollte er erhöht sein, können Sie Folgendes tun:
  - ♥ Vitamin C in hoher Dosis einnehmen: drei bis zehn Gramm täglich – so viel bzw. wenig, dass Sie keinen Durchfall davon bekommen. Am besten stündlich ein Gramm.
  - ♥ Und: Lysin ab drei Gramm täglich.

# Rotwein ist gesund? Schön wär's ...

Rotweine sind wie Romane. Vorsichtshalber erzählen wir uns vom »guten Glas Rotwein« und vom »guten Buch« als von Suff und Schmonzette. Beruhigung des schlechten Gewissens.

Dabei stand die Wissenschaft lange Zeit auf der Seite der Rotweintrinker. Rotwein schütze das Herz, hieß es. Schon wurden Fachwörter ins Feld geführt: Resveratrol. Ein Polyphenol mit starken antioxidativen Eigenschaften. Besonders positive wissenschaftliche Arbeiten über »das gute Glas« Rotwein kamen in den letzten Jahren aus dem kardio-vaskulären Forschungslabor an der University of Connecticut, USA. Geleitet von Prof. Dr. Dipak Das. Dessen Arbeiten 2012 zurückgezogen wurden. In 145 Fällen hatte er Forschungsdaten einfach erfunden oder gefälscht. Zwei Dutzend seiner berühmten und beliebten Publikationen waren offenbar Schwindel.

Die antioxidative Wirkung von Resveratrol ist jedoch keine Erfindung. Doch kommt es auf die Menge an: Erst bei einer Einnahme von 500 Milligramm Resveratrol täglich ist eine gesundheitsfördernde Wirkung möglich. Denn Resveratrol kommt zwar in der dicken Schale unserer kleinen, knubbeligen heimischen Weintrauben vor, in Maulbeeren, in Pflaumen und in vielen weiteren Pflanzen. Allerdings immer nur in minimalen Mengen.

Wollte man diese Menge in Form von Rotwein einnehmen, müsste man jeden Tag 41 Liter Wein trinken. Eine unmögliche Menge und eine tödliche Dosis Alkohol, den die 500 Milligramm Resveratrol dann auch nicht mehr ausgleichen können.

Es stimmt ja: Resveratrol kann lebensverlängernd wirken, sich positiv auf das Herz-Kreislauf-System auswirken. Um diese Effekte zu erzielen, brauchen Sie keinen Rotwein, sondern lediglich einfache Turnschuhe. Täglich raus, laufen, so lange und so schnell, bis es anstrengend wird – und fertig.

TIPP **23**

# Alkohol ist Herzgift

Alkohol tötet Zellen: Zellen im Darm, Zellen im Magen. Schlimm genug. Alkohol tötet aber auch Zellen in den Blutgefäßen, Zellen im Herzmuskel. Einige Zellen bringt der Alkohol nicht gleich um, doch werden sie so stark geschädigt, dass sie sich entzünden. Auch schlecht, denn sowohl getötete wie auch entzündete Zellen in den Blutgefäßen verursachen Arteriosklerose.

Alkohol stört außerdem die Impulsübertragung in den Nerven, die den Herzschlag regulieren. Das hat eine fatale Folge: Herzrhythmusstörungen. Besonders nach starkem Alkoholkonsum.

Herzmuskelzellen erweitern sich unter dem Einfluss von Alkohol. Das führt zu Herzinsuffizienz: Das Herz wird schwach, es verliert an Pumpleistung und versorgt den Körper nicht mehr ausreichend mit Blut und Sauerstoff. Herzschwäche ist eine der häufigsten Todesursachen in Deutschland. Man könnte auch sagen: Wein und Bier sind eine der häufigsten Todesursachen.

## Alkohol verkürzt das Leben

Immer wieder hören wir, alkoholische Getränke seien gesund – oder schadeten bis zu einem bestimmten Maß zumindest nicht. Stimmt das überhaupt? Das wollten 122 Wissenschaftler ganz genau wissen und haben sich zu einer gemeinsamen groß angelegten Untersuchung entschlossen. Dabei wurden 83 Einzelstudien in 19 einkommensstarken Ländern durchgeführt und die Herzen von 599 912 Studienteilnehmern untersucht. Zu Beginn der Studie hatte keiner der Probanden eine Herz-Kreislauf-Erkrankung. Am Anfang der Studie und nach fünf bis sechs Jahren wurden alle Teilnehmer untersucht und befragt – insbesondere zu ihrem Alkoholkonsum.

Während der Studie starben 40 310 Teilnehmer, 39 018 erkrankten an den Blutgefäßen, dem Herzen oder an beidem. Die Wissenschaftler rechneten die Einflussfaktoren Alter, Rauchen oder Diabetes heraus. Bei ihrer Analyse mit den so bereinigten Daten fanden sie anschließend einen linearen Zusammenhang zwischen der Lebenserwartung und dem Alkoholkonsum:

Wer weniger als 100 Gramm Alkohol pro Woche trank, lebte am längsten. Das Leben derjenigen, die zwischen 100 und 200 Gramm pro Woche tranken, verkürzte sich um sechs Monate. Bei einem Konsum von 200 bis 350 Gramm starben die Probanden im Schnitt ein bis zwei Jahre früher, und wer mehr als 350 Gramm Alkohol pro Woche trank, verlor vier bis fünf Lebensjahre.[14] Durch den Alkoholkonsum stieg insbesondere das Risiko eines Schlaganfalls, für Herz-Kreislauf-Erkrankungen und Herzversagen.

Schon ein alkoholisches Getränk pro Tag verkürzt Ihre Lebenserwartung. Denn ein 200-Milliliter-Glas Wein pro Tag oder eine 0,5-Liter-Flasche Bier pro Tag summieren sich zu ca. 140 Gramm

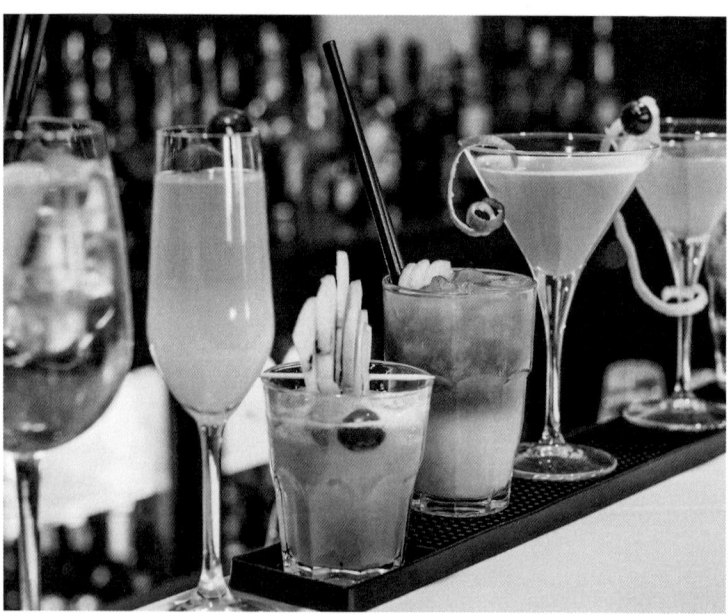

Alkohol pro Woche auf. Laut der Weltgesundheitsorganisation (WHO) trinkt jeder Deutsche zwischen 15 und 65 Jahren durchschnittlich vier (!) Gläser Alkohol pro Tag.

94 Prozent der Männer und 90 Prozent der Frauen trinken zu viel Alkohol. Kein Wunder, dass die WHO Deutschland als »Hochkonsumland« einstuft. Die Spitze des Alkoholberges sind die 74 000 Menschen, die aufgrund ihres Konsums jedes Jahr sterben. Das sind täglich durchschnittlich 202 Personen – ein kleines Dorf. Sie gehören bestimmt nicht zu den Extrem-Trinkern, aber vielleicht zum Durchschnittsdeutschen, der ebenfalls zu viel trinkt, der vier bis fünf Lebensjahre verliert. Bevor er stirbt leidet er an Herz-Kreislauf-Erkrankungen oder Krebs. Werden Sie Ihren Konsum reduzieren, wenn Sie diese Zahlen lesen? Wollen Sie vier bis fünf Jahre länger gesund bleiben? Dann verzichten Sie auf Alkohol!

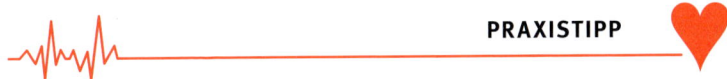

**PRAXISTIPP**

## *Kennen Sie Ihren Konsum?*

Es gibt Standardgläser für alkoholische Getränke, sie enthalten immer zwischen zehn und zwölf Gramm Alkohol. Mit den Standardgläsern können Sie Ihren Konsum leicht abschätzen. Wobei es am gesündesten ist, wenn Sie diese Rechnungen erst gar nicht brauchen. Trotzdem, hier die Größen, in denen sich die zehn bis zwölf Gramm Alkohol befinden:

| Bier | 0,25 Liter |
|------|-----------|
| Wein | 0,1 Liter |
| Sekt | 0,1 Liter |
| Hochprozentiges | 4 cl |

# Eisen stählt das Herz

Muskeln brauchen Sauerstoff. Das gilt für einen Skelettmuskel genauso wie für den Herzmuskel. Wie viel Sauerstoff nun von Ihrer Lunge bis zu Ihrem Herzen transportiert wird, hängt direkt ab von Ihrer Versorgung mit Eisen.

Wenn reichlich Eisenionen vorhanden sind, baut der Körper reichlich Hämoglobin – das ist das Protein, das den Sauerstoff durchs Blut transportiert. Es befindet sich in den roten Blutkörperchen, den Erythrozyten.

Auch der Sauerstofftransport innerhalb der Herz- und Skelettmuskelzellen ist auf Eisen angewiesen. Denn Eisen ist Bestandteil des Myoglobins: Das ist das für den intramuskulären Sauerstofftransport zuständige Protein.

Fehlt Eisen, machen Ihre Mitochondrien schlapp: Kommt bei Eisenmangel weniger Sauerstoff in den Muskelzellen an – und in den Herzmuskelzellen sitzen besonders viele Mitochondrien –, dann drosseln die Zellkraftwerke ihre Energieproduktion. Kein Wunder, dass eines der ersten Symptome von Eisenmangel Erschöpfung ist. Eisenmangel kann aber auch zu Herzrasen führen.

## Je mehr Eisen, desto gesünder die Pumpe

Wissenschaftler aus London haben sich die Eisendaten von 48 972 Individuen angesehen. Der eine Teil der untersuchten Personen hatte Herz-Kreislauf-Erkrankungen, der andere nicht. Die Forscher untersuchten die Aktivität von drei verschiedenen Genen, die in direktem Zusammenhang mit dem Eisenspiegel im Blutserum, mit dem Ferritinspiegel und der Sättigung des Transferrins stehen.

Ferritin ist für die Speicherung von Eisen notwendig: Ist der Wert hoch, sind die Eisenspeicher voll. Mit Hilfe von Transferrin wird Eisen überallhin transportiert, beispielsweise vom Darm zum Knochenmark, wo es dann für die Herstellung des Hämoglobins und der roten Blutkörperchen gebraucht wird. Der Ferritinwert und der Sättigungsgrad des Transferrins sind daher ein gutes Maß für die Eisenversorgung.

Die Wissenschaftler fanden einen klaren Zusammenhang zwischen der Eisenversorgung und der Herzgesundheit: Je mehr Eisen, desto gesünder die Herzen. Sie schlagen sogar vor, Eisenpräparate für die Behandlung von Herz-Kreislauf-Beschwerden einzusetzen.[15]

Heute ist klar: Viel Eisen heißt wenig Herzinfarkt. Ist bewiesen. Lange wurde etwas anderes behauptet: So etwa gab es 1992 eine US-Studie, die das Gerücht verbreitete, Eisen erhöhe den oxidativen Stress im Körper. Und erhöhe damit das Herzinfarktrisiko. Unfug! Leider halten sich *Fake News* lange. Höre ich heute noch von meinen Patienten.

Eisenmangel – genauer: Eisenmangelanämie – ist die häufigste Mangelerscheinung weltweit. Sie entsteht, wenn zu wenig Eisen über die Nahrung aufgenommen wird oder wenn etwas im Darm nicht stimmt und dadurch Eisen nur schlecht im Blut ankommt. Betroffen sind vor allem Frauen im gebärfähigen Alter, da sie über die Menstruation monatlich Blut und das im Blut enthaltene Eisen verlieren. Besonders gefährdet sind Frauen, die sich zudem vegetarisch oder vegan ernähren und deshalb kaum Eisen zu sich nehmen.

Weil die Resorptionsfähigkeit des Darms und der Appetit auf Essen im Laufe des Lebens abnehmen können, ist Eisenmangel ein wichtiges Thema für ältere Männer und Frauen. Zusätzlich können eine falsche Auswahl an Lebensmitteln oder Erkrankungen des Verdauungsapparates die Eisenaufnahme behindern. In Europa und den USA leiden rund zehn Prozent der über 65-Jährigen und 20 Prozent der über 80-Jährigen an Eisenmangel. Ganz ehrlich? Ich messe bei Ihnen praktisch immer zu tiefes Eisen.

Neben Senioren sollten vor allem auch Schwangere auf ihre Eisenversorgung achten und damit ihr Herz schonen. Während der Schwangerschaft braucht nicht nur die Mutter, sondern auch das Kind Eisen.

Zusätzlich müssen die vergrößerte Gebärmutter und die Plazenta mit Eisen versorgt werden. Der Mehrbedarf besteht vor allem in der zweiten Schwangerschaftshälfte.

Eine weitere Risikogruppe sind Sportler. Aufgrund des Sports benötigt der Körper mehr Nährstoffe. Der Mehrbedarf ist oft selbst durch eine bewusst gewählte Ernährung nicht zu decken. Dazu kommen – vor allem im Radsport – heftige Unfälle mit schweren Blutverlusten. Wer das erlebt hat und wem dann mit Eisenspritzen wirklich geholfen wurde, der weiß: Eisen ist Leben.

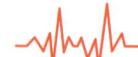 **PRAXISTIPP**

## *Bluttuning: Eisen*

- Sie wollen fit und leistungsfähig sein? Dann brauchen Sie Eisen. Messbar am besten über Ferritin. Hier die Wunschwerte:
  - ♥ Frauen: 60–160 ng/ml
  - ♥ Männer: 120–400 ng/ml
- Liegen Ihre Werte darunter, empfiehlt sich die Einnahme von Eisenpräparaten. Die Eisenaufnahme aus dem Darm verbessert sich, wenn Sie gleichzeitig Vitamin C einnehmen. Tägliche Dosis:
  - ♥ Eisen: 10–50 mg
  - ♥ Vitamin C: 1–2 g
- Bei extremem Eisenmangel und wenn Eisentabletten schlecht vertragen werden, können Eiseninfusionen hilfreich sein.

## Elektrolyte aus der Balance

Natrium, Kalium, Kalzium, Magnesium, Chlorid und Phosphat – das sind die für den Menschen wichtigen Elektrolyte. Fehlen sie, läuft in den Zellen nichts mehr so, wie es soll. Essenziell sind Elektrolyte zum Beispiel für die Weiterleitung von Nervensignalen. Daher kann ein Mangel oder ein Ungleichgewicht im Elektrolythaushalt das Herz aus dem Takt bringen. Die Signale zur Kontraktion des Herzmuskels funktionieren nicht mehr richtig, es kommt zu Herzrhythmusstörungen.

Bei leichten Abweichungen im Elektrolythaushalt kommt es zu vielerlei Malaisen: Erschöpfung und Kopfschmerzen, Verdauungsprobleme in Form von Durchfall oder Verstopfung, müde und schwache Muskulatur und Muskelkrämpfe, Taubheitsgefühle oder Kribbeln in einigen Körperteilen, auch steigt die Reizbarkeit. Taucht bei Ihnen auch nur eines dieser Symptome regelmäßig auf, sollten Sie Ihren Elektrolythaushalt untersuchen lassen und Mängel auffüllen. Schon haben Sie Ihrem Herzen geholfen! Tun Sie das nicht, riskieren Sie Herzrasen und Herzrhythmusstörungen.

»Viel hilft viel« führt hier allerdings nicht zum Ziel. Alle Elektrolyte müssen in den richtigen Mengenverhältnissen vorhanden sein: Zu wenig ist schlecht, zu viel ist auch nicht gut. Aus der Balance geraten Elektrolyte bei lang anhaltendem Durchfall oder chronisch weichem Stuhl, bei Erbrechen und beim Schwitzen. Wenn es sich nur um eine kurze Durchfallerkrankung oder Magen-Darm Verstimmung handelt, pendelt sich der Elektrolythaushalt schnell wieder ein – besonders wenn Sie zusätzliche Elektrolyte einnehmen. Problematisch sind die chronischen Veränderungen. Das Erbrechen bei Essstörungen bringt ebenso den Elektrolythaushalt durcheinander wie häufiges und starkes Schwitzen, egal ob durch Sport oder ohne körperliche Anstrengung.

## Kalzium

Ein Mangel an Kalzium kommt viel häufiger vor als ein Überschuss. Wenn zu wenig Kalzium vorhanden ist, funktioniert die Regulierung der Reizleitung zwischen den Nervenzellen nicht mehr einwandfrei. Da auch der Herzmuskel auf Signale von Nervenzellen angewiesen ist, braucht es Kalzium.

Kalziummangel entsteht vor allem durch kalziumarme Ernährung oder bei Problemen mit der Kalziumaufnahme im Darm. Oft führt auch der in Deutschland weitverbreitete Vitamin-D-Mangel zu Kalziummangel. Doch auch Blutverdünner wie Heparin, Medikamente gegen Osteoporose und Medikamente gegen Epilepsie ziehen dem Körper Kalzium ab. Das fehlt dann dem Herzen.

## Chloride

Chloride braucht der Körper zur Regulation des Säure-Basen-Haushalts. Gerät er aus dem Gleichgewicht, wird das Blut sauer (zu niedriger pH-Wert) oder basisch (zu hoher pH-Wert), beides ist nicht gesund. Besonders das saure Blut greift wie Kohlenhydrate die Zellwände der Blutgefäße an, der Beginn von Arteriosklerose. Eine Störung im Natriumhaushalt, eine erhöhte Chloridzufuhr oder auch eine Nierenentzündung führen zu erhöhten Chloridwerten. Erbrechen oder auch Medikamente zur Entwässerung können die Chloridwerte zu sehr absinken lassen.

## Magnesium

Magnesiummangel ist hierzulande sehr häufig, fast die Hälfte der Deutschen lebt mit zu wenig Magnesium im Blut. Schlecht fürs Herz!

Magnesium ist für die Kontraktion der Muskulatur absolut notwendig – das gilt insbesondere für den Herzmuskel, der Ihr Leben lang ohne Pause pulsiert. Der »Schrittmacher«, eine besondere Region des Herzens, gibt für jede Kontraktion die Initialzündung. Dieses Signal breitet sich über den gesamten Herzmuskel aus, jedoch nur, wenn auch für die Nervenzellen genügend Magnesium zur Verfügung steht. Fehlt es an dem wertvollen Mineralstoff, gerät das Herz aus dem Rhythmus.

Besonders viel Magnesium brauchen Sie, wenn Sie gestresst sind. Denn Stress raubt Magnesium. Oder Sie schwitzen viel, dadurch geht ebenfalls Magnesium verloren. Auch regelmäßiger Alkoholkonsum und chronisch weicher Stuhl sind Magnesiumfresser. Sie sollten besonders auf Ihren Magnesiumspiegel achten, wenn Sie Antibiotika eingenommen haben oder Diuretika nehmen. Diuretika sind harntreibende Medikamente, die unter anderem zur Senkung des Blutdrucks und bei Herzinsuffizienz verschrieben werden.

## Kalium

Nervenzellen können ohne Kalium nicht richtig arbeiten. Doch auf die richtige Menge Kalium kommt es an – ein Zuviel ist ebenso schädlich wie ein Zuwenig.

Wenn Ihr Kaliumspiegel zu hoch ist, kann es zu Atemnot kommen. Das heißt: weniger Sauerstoff. Und das heißt: Die Herzleistung geht in den Keller. Zu erhöhten Kaliumkonzentrationen kommt es bei Nierenerkrankungen. Kaliumüberschuss kann aber auch eine Nebenwirkung von Betablockern sein. Absurd: Betablocker sollen eigentlich gegen Herzschwäche helfen.

Kaliummangel ist ebenfalls problematisch und führt unter anderem zu Herzrhythmusstörungen. Wie kommt es nun dazu? Oft enthält unser tägliches Essen nicht genug Kalium. Wenn Sie sehr viel schwitzen, zu wenig trinken, wenn Sie harntreibende Medikamente (Diuretika) nehmen oder Abführmittel, wenn Sie unter chronisch weichem Stuhl oder unter Magnesiummangel leiden, bekommen Sie schnell auch Kaliummangel.

## Natrium

Die Nervenzellen brauchen Natrium, um ihre Nervenimpulse weiterzuleiten, und der Herzmuskel braucht Natrium zum Pulsieren. Bei Natriummangel kann das Herz den Rhythmus verlieren.

Eine Schieflage im Natriumhaushalt entsteht in erster Linie durch Probleme im Wasserhaushalt. Und nicht, wie viele meinen, weil zu viel oder zu wenig Natriumchlorid gegessen wird – also Kochsalz.

Verminderte Natriumwerte entstehen durch Wasseransammlungen im Gewebe, Schilddrüsenunterfunktion oder durch Medikamente wie ACE-Hemmer und Antidepressiva. Außerdem durch starkes Schwitzen, wenn anschließend nur eine natriumarme Flüssigkeitsaufnahme erfolgt.

Wenn Sie hingegen zu wenig Wasser trinken oder unter chronisch weichem Stuhl oder Durchfall leiden, können die Natriumwerte zu stark ansteigen. Der Körper reagiert mit Durst, Schwäche und Fieber. Jedoch nehmen gerade ältere Menschen Durst nicht mehr so leicht wahr. Wenn sie nichts trinken, kann es zu einer Übererregbarkeit der Muskelreflexe und Muskelkrämpfen kommen, bis hin zu einer Bewusstseinseintrübung.

## Phosphor

Phosphor reguliert viele Vorgänge im Blut, unter anderem ist es nötig, damit die roten Blutkörperchen Sauerstoff transportieren können. Weil das Herz von Blut und Sauerstoff abhängig ist, wirkt sich eine Veränderung im Phosphorhaushalt auch auf das Herz aus.

Sowohl ein Zuviel als auch ein Zuwenig an Phosphor erhöhen das Risiko einer Herz-Kreislauf-Erkrankung. Vor zu viel Phosphat, das sind Moleküle, die Phosphor enthalten, wird seit langem gewarnt, dass aber auch zu wenig gefährlich sein kann, rückt jetzt erst in den Fokus wissenschaftlicher Forschung.

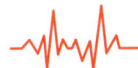

## *Bluttuning: Elektrolyte*

| Mineralstoff | Empfohlene Blutwerte | Tagesdosis bei einem Mangel |
|---|---|---|
| Chloride | 96–110 mmol/l | Kochsalzmenge erhöhen |
| Kalium | 3,8–5,6 mmol/l | 500–1000 mg |
| Kalzium | 2,25–2,62 mmol/l | 1000–1500 mg |
| Magnesium | 0,9–1,1 mmol/l | 300–1500 mg<br>Falls Sie Durchfall bekommen, bitte reduzieren |
| Natrium | 134–150 mmol/l | Kochsalzmenge erhöhen |
| Phosphor | 2,5–5,0 mg/dl | 250–1200 mg als Phosphat |

Falls Ihr Blutbild Lücken aufweist, füllen Sie auf!

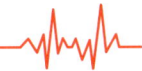

Bei Herzrhythmusstörungen werden häufig Natriumkanalblocker, Betablocker, Kaliumkanalblocker oder Kalziumantagonisten verschrieben. Manch ein Arzt wird vorher entsprechend die Elektrolyte untersucht haben. Manch einer aber nicht. Ein Blick ins Blut lohnt sich. Denn bevor die Funktion ihrer Kaliumkanäle künstlich durch ein Medikament verändert wird, sollten Sie feststellen lassen, ob Ihre Kaliumwerte überhaupt in Ordnung sind.

# Magnesium schenkt innere Ruhe

Magnesium ist das Herzmineral schlechthin. Es verbessert die Sauerstoffversorgung der Zellen, vor allem der Herzmuskelzellen. Und je mehr Sauerstoff sie bekommen, desto besser können sie arbeiten. Magnesium entspannt die glatte Muskulatur, die die Blutgefäße umkleidet. Ist sie entspannt, weiten sich die Blutgefäße und der Blutdruck sinkt. Magnesium kurbelt die Durchblutung an, so kommt auch genügend Blut im kleinen Zeh und in den Herzzellen an, die mittendrin liegen. Magnesium verdünnt das Blut und sorgt dafür, dass es auch flüssig bleibt. Magnesium ist einer der wichtigsten Mineralstoffe für den Schutz vor Herzinfarkt, Angina Pectoris, Schlaganfall und Herzrhythmusstörungen.

Die Gabe von Magnesium bei Herz-Kreislauf-Krankheiten ist heute ganz selbstverständlich. Magnesiuminfusionen nach Herzinfarkten sind medizinischer Standard. Ebenso wie die tägliche 600-Milligramm-Magnesiumdosis seit Jahren bei Herzrhythmusstörungen und Erkrankungen der Herzkranzgefäße verordnet wird. In vielen Fällen als alleiniger Streiter für die Herzgesundheit. Das reicht meiner Meinung nach nicht – ohne genetisch korrekte Ernährung (ja, keine Kohlenhydrate) und genetisch korrekte Bewegung (ja, Laufen) geht es nicht. Wer wirklich »fliegen« will, braucht das ganze Programm. (Ja, die anstrengende Variante.)

## Ein Mangel ist weit verbreitet

Die deutsche Bevölkerung hat im Durchschnitt einen sehr niedrigen Magnesiumspiegel. Liegt in der unteren Hälfte des Normalbereiches, meist im unteren Drittel. Der Durchschnitt aus 43 000 einzelnen Messungen in meiner Praxis liegt bei 0,76 mmol/l. Wer sich intensiver mit den niedrigen Magnesiumwerten beschäftigt wundert sich nicht mehr über die hohe Zahl an Herz-Kreislauf-Erkrankungen. Das Herz mag aber 1,0 mmol/l oder 1,1 mmol/l. Fakt ist, dass Sie am Tag 600 Milligramm brauchen, um Ihr Herz effektiv zu schützen. Schwierig mit der Nahrung aufzunehmen. Besser, Sie besorgen sich ein Magnesiumpräparat.

## Hoher Magnesiumspiegel = niedriges Infarktrisiko

Dass Magnesium vor Infarkt schützt, ist nicht neu. Zeigt zum Beispiel die Framingham-Studie. Die Forscher untersuchten die mehr als 5 000 Einwohner des Ortes Framingham über zwei Jahrzehnte. Und man stellte fest: Das Risiko, an einem Herzinfarkt zu sterben, nimmt mit steigendem Magnesiumspiegel ab. Je höher also der Magnesiumspiegel, desto geringer das Herzinfarktrisiko. Gemessen wurde dieser bemerkenswerte Zusammenhang bis zu einer Magnesiumhöhe von 0,9 mmol/l. Bereits damals regten die Studienleiter dringend an zu prüfen, was bei höheren Magnesiumspiegeln passiert. Ob man damit das Risiko für den Herzinfarkt nicht noch mehr minimieren könne. Dies hat man bis heute noch nicht untersucht.

Ich kann die Vermutung der Framingham-Forscher bestätigen. Ich habe seit Jahrzehnten Erfahrungen mit höheren Magnesiumspiegeln. Ich hebe ihn möglichst über 1,0 mmol/l an. Und finde praktisch keine Rhythmusstörungen mehr vor, die häufige Todesursache bei infarktgeschädigten Herzen. Wie viele Infarkte könnten verhindert werden, wenn jeder seinen Magnesiumspiegel auf den gesunden, normalen Wert von 1,0 mmol/l brächte? Und nicht bei üblichen 0,76 mmol/l stehen bleibt?

## Magnesium für Schwangere

Das betrifft nicht nur ältere Menschen, im Gegenteil: Bei schwangeren Frauen mit hohem Blutdruck kann Magnesiumsulfat existenziell wichtig werden. Denn Hochdruck ist gefährlich: Brechreiz, Krämpfe,

Hirnblutungen. Weltweit sterben 50 000 Frauen daran. Ich verkünde seit Jahren, dass »normale« Magnesiumspiegel, also über 1,0 mmol/l, diesen tödlichen Blutdruckanstieg verhindern können, 600 Milligramm Magnesium am Tag können Leben retten – oft sogar zwei Leben.

Übrigens: Frauen, die in Regionen mit weichem Wasser leben, erleiden häufiger einen Herzinfarkt. Weiches Wasser hat ganz besonders wenig Magnesium. Zu wenig Magnesium lässt die Bildung freier Radikale überhandnehmen. Das verbraucht mehr Vitamin E, einen der wichtigsten Radikalfänger im Körper. Magnesiummangel geht daher häufig mit einem Mangel an Vitamin E einher. Was seinerseits bedeutet: Freie Radikale klauen sich Elektronen aus den Zellen der Blutgefäße und schädigen sie dadurch. Arteriosklerose droht. Legen Sie ihr mit Magnesium große Steine in den Weg. Und nehmen Sie das Herzschutzvitamin E. Am besten 400 I.E. täglich.

## Herzrhythmusstörungen heilen

Vitamin E ist das natürliche Mittel; Tabletten gegen Herzrhythmusstörung haben Nebenwirkungen. Oft starke Nebenwirkungen – sehr unangenehm. Es ginge auch anders, sogar wirksamer, und ohne Nebenwirkungen: Aus meiner Praxis weiß ich, dass 95 Prozent der Herzrhythmusstörungen allein durch mehr Magnesium und Kalium beseitigt werden könnten. Natürlich nicht von heute auf morgen. Und natürlich nicht alleine durch die Mineralstoffe, sondern in Kombination mit No Carb, Sport und aufgeräumten Gedanken. Sie müssen Magnesium und Kalium so lange nehmen, bis sich Ihr Blutspiegel im oberen Drittel des sogenannten Normalbereiches befindet. Also das Magnesium über 1,0 mmol/l und das Kalium über 5,0 mmol/l liegt. Das ist das entscheidende Kriterium. Übrigens: Ich kenne das Totschlagargument der Ärzte, die den Magnesiumspiegel nicht messen lassen wollen. Sie sagen, dass es zu 97 Prozent in der Zelle und nur zu drei Prozent im Blut sei und dass die Blutwerte daher nichts aussagen. Dass eingenommenes Magnesium sofort in den Zellen verschwinden würde. Warum es das tut? Sie holen so viel Magnesium aus dem Blut wie möglich.

Wenn Sie Magnesium als Nahrungsergänzungsmittel einnehmen, wenn sich die Zellen endlich ausreichend mit Magnesium eindecken können, dann lassen sie auch etwas übrig. Dann findet man Werte von 1,0 bis 1,1 mmol/l.

**PRAXISTIPP**

## *Magnesium auffüllen*

- Besorgen Sie sich ein Magnesiumpräparat, als Brausepulver oder Tablette. Idealerweise als Magnesiumcitrat. Das ist zwar teurer, aber wird etwa doppelt so gut aufgenommen wie das billigere Magnesiumcarbonat oder das Magnesiumoxalat.

- Nehmen Sie Magnesium gemeinsam mit Kalzium auf. Beide Vitalstoffe ergänzen sich optimal. Und brauchen sich: Wenn plötzlich viel mehr Magnesium als Kalzium vorhanden ist, wird in einigen Stoffwechselabläufen plötzlich Magnesium anstelle des Kalziums verwendet, das ist nicht gesund. Die negativen Wechselwirkungen, von denen immer so viel erzählt wird, sind minimal. Völlig wurscht.

- Wichtig zu wissen: Wer regelmäßig Abführmittel nimmt, verliert wertvolles Magnesium. Auf Dauer schadet das dem Herzen. Nehmen Sie lieber Magnesium, wirkt auch abführend. Sie müssen nur die Dosis so lange erhöhen, bis Sie Durchfall bekommen. Das wird unweigerlich passieren, denn auch der Darm ist von glatter Muskulatur ummantelt, die durch Magnesium entspannt wird. Ist der Darm vollkommen tiefenentspannt, lässt er endlich locker.

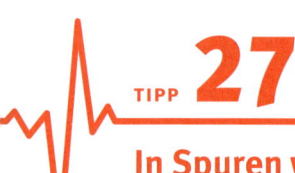

# In Spuren wichtig: Selen, Zink, Mangan ...

Spurenelemente heißen so, weil sie in winzigen Dosen Wunder vollbringen. Auch am Herzen. Selen wirkt äußerst gut als Radikalfänger, eine potente Lebensversicherung. Am besten in Kombination mit Vitamin C. Denn wem es an Vitamin C fehlt, der kann Selen schlecht verstoffwechseln.

### Selen

Deutschland ist Selenmangelgebiet, im Boden ist schon nichts drin an Selen, dem Gemüse fehlt es dann ebenfalls. Wo soll es Selen denn herholen? Was viele nicht wissen: Selenmangel kann zu Herzvergrößerungen und Herzinsuffizienz führen. Und Selenmangel ist hier so häufig, dass ein Spiegel zwischen 100 und 140 µg/l als normal und damit als gesund angesehen wird. Die Weltgesundheitsorganisation rät zu höheren Selenwerten, sie empfiehlt 150 bis 200 µg/l. Für die meisten von Ihnen heißt das, Selen täglich als Nahrungsergänzungsmittel einzunehmen, 200 Mikrogramm pro Tag ist eine gängige Dosis.

### Zink

Zink beugt Arteriosklerose vor: Eine regelmäßige und ausreichende Zufuhr von Zink hat eine schützende Wirkung gegenüber den bei der Arteriosklerose auftretenden Gefäßverletzungen. Denn Zink stärkt das Immunsystem, lässt Wunden schneller heilen. Das wissen Sie vielleicht von Wundcreme für Säuglinge, die auch Zink enthält. So heilt Zink auch Wunden in den Blutgefäßen.

### Kupfer

Bei Entzündungsreaktionen, also auch bei Arteriosklerose, werden die Kupferspeicher in der Leber leergeräumt. Dann schwimmt erst einmal mehr Kupfer im Blut herum, doch das Immunsystem braucht es auf.

Kupfer muss unbedingt nachgeliefert werden. Ein chronischer Kupfermangel begünstigt die Entstehung von Herz-Kreislauf-Erkrankungen.

## Chrom

Wer zu wenig Chrom zu sich nimmt, neigt zu erhöhten Blutfettwerten, und das Risiko für Diabetes steigt. Beides wirkt sich natürlich auch negativ auf die Herzgesundheit aus. Ein Chrommangel entsteht vor allem durch Stress, durch Infektionen und auch intensiven Sport. Besonders ältere Menschen sollten Ihre Chromversorgung überprüfen lassen, da die Aufnahme des Spurenelements im Alter abnimmt.

## Mangan

Auch auf Mangan ist der Körper angewiesen, ist zu wenig da, sinkt der HDL-Cholesterinspiegel, und der Blutzucker steigt. Anders gesagt: Der Zellschutz durch HDL-Cholesterin runter, Zellschaden durch Kohlenhydrate rauf. Manganmangel entsteht unter anderem durch kohlenhydratreiche Ernährung und durch hohen Alkoholkonsum.

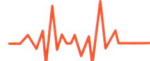 **PRAXISTIPP**

## *Bluttuning: Spurenelemente*

| Mineralstoff | Empfohlene Blutwerte | Tagesdosis bei einem Mangel |
|---|---|---|
| Kupfer | 700–1500 µg/l | 1,0–2 mg |
| Selen | 150–200 µg/l (WHO) | 200 µg |
| Zink | Siehe Tipp »Gefahrstoff Homocystein« (S. 22) | |
| Chrom | 0,2–0,5 µg/l | 30–200 µg |
| Mangan | 8,3–15,0 µg/l | 2–10 mg |

# Tanken Sie täglich Herzschutz aus der Apotheke der Natur

Wenn Sie mich fragen: Ich mag den kleinen hutzeligen Apfel aus meinem Garten lieber als den großen glänzenden, wunderschönen roten aus dem Discounter. Tatsächlich ist der kleine Bioapfel besser, hat nämlich mehr Antioxidanzien. Kann man messen. Das hat Professor Manfred Hoffmann getan, ehemals an der Hochschule Weihenstephan-Triesdorf tätig. Der untersuchte, ob nun Bio besser ist oder konventioneller Anbau. Guckte nicht nach Kalorien und nicht nur nach dem Vitamingehalt. Guckte nach Neuem. Nach Antioxidanzien. Farb- und Aromastoffe wirken als Antioxidanzien, das heißt, sie geben Elektronen ab. Und das ist ganz wichtig für uns. Die Elektronen schützen vor Krebs, vor Herzinfarkt. Vor frühzeitigem Altern. Binden die freien Radikale, die Zellen und Erbgut zerstören, indem sie gesunden Geweben Elektronen rauben.

Es geht hier um die Frage, ob der Apfel, der Brokkoli oder der Spargel diese freien Radikale wegfangen können. Um das herauszufinden, misst Professor Hoffmann mit einer speziellen Platinelektrode genau das Redoxpotenzial flüssiger Lebensmittelproben. Das zeigt, ob der Apfel noch Elektronen hat, mit denen er die freien Radikale schachmatt setzen kann, ob er also elektronenreich ist – oder nicht. Das hat er schon bei mehr als 9000 Lebensmitteln getestet.

Siehe da: Bioprodukte sind besser als mit Düngern hochgezüchtete, billig und schnell hergestellte Standardprodukte. Bioanbau bringt die niedrigsten Redoxpotenziale, also die meisten Elektronen. Heißt ganz konkret: Die artgerechte, stressarme Erzeugung wirkt sich positiv auf die Qualität von Lebensmitteln aus, bei pflanzlichen Produkten genauso wie bei tierischen.

»Je mehr sekundäre Pflanzenstoffe, je mehr Vitamine, je mehr Begleitstoffe Elektronen liefern können, umso wertvoller ist das Produkt für den Konsumenten«, so Hoffmann. Das gilt auch für den Essig, das Olivenöl, das Sauerkraut, den Käse, das Schaf und den Fisch … Kann man nicht immer, aber meistens am Preis erkennen.

Wenn Sie Ihrer Gesundheit etwas Gutes tun wollen, investieren Sie in Ihr tägliches Essen und Nahrungsergänzungsmittel. Sparen können Sie an anderer Stelle.

In rohem Gemüse stecken übrigens oft mehr Elektronen als in gekochtem (Ausnahme: Tomaten!). Deswegen sollte mindestens die Hälfte Ihrer täglichen Nahrung, wenn Sie es vertragen, aus Salat und ungekochtem Gemüse bestehen, dazu etwas Obst. Frisch, vom Bauern nebenan, aus der Saison. Vom Wochenmarkt. Aus dem eigenen Garten.

Es geht hier tatsächlich um Physik: Im Lager und in der Fabrik hauchen Lebensmittel ihr Leben aus, sie verlieren die wertvollen Elektronen. Messbar. Über das Redoxpotenzial. Verstehen Sie jetzt, weshalb ich so oft von »Industriemüll« spreche? Denken Sie doch mal 60 Sekunden über die Lebensmittel in Ihrem Kühlschrank und in Ihrer Vorratskammer nach.

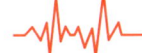   **PRAXISTIPP**

## *Mit Tee und Gemüse freie Radikale fangen*

- Trinken Sie Kräutertees, sie liefern viele Elektronen – Cola hingegen keine.
- Kaufen Sie Biogemüse aus der Region, und zwar möglichst in vielen unterschiedlichen Farben – von Weiß über Orange, Rot, Grün, Blau bis Lila. Die Pflanzenfarbstoffe, auch sekundäre Pflanzenstoffe genannt, wirken als Antioxidanzien. Je vielfältiger wir sie aufnehmen, umso gesünder.
- Genießen Sie zwischendurch zu Hause, unterwegs oder im Büro Gemüsesticks: rohe Möhren, Kohlrabi, Gurke, Rote Bete, Rettich, Zucchini. Kürbis bitte nicht roh essen, auch wenn er so schön orange ist.

# Die zehn gesündesten Lebensmittel für Ihr Herz

Leistungssportler wissen's: Eiweiß, Fett und Gemüse. Punkt. Das bringt Leistung. Das habe ich selbst als Triathlet erfahren. Und das macht eben nicht nur fit, sondern hält auch das Herz gesund.

US-amerikanische Experten in Functional Medicine, so nennen sie jetzt das, worüber ich seit 30 Jahren rede, haben eine Hitliste der zehn besten Lebensmittel für ein gesundes Herz erstellt. Die Aufzählung ist keine Rangfolge, Sie brauchen von allem etwas. Hochinteressant:

**Grünes Bioblattgemüse**: Grünkohl, Mangold, Spinat, Feldsalat sowie viele weitere Gemüsearten und auch Wildkräuter enthalten viele Vitamine, Mineralstoffe und Ballaststoffe sowie sekundäre Pflanzenstoffe, die vor freien Radikalen schützen. Außerdem enthalten sie Folsäure, den Herzschutzstoff aus der Familie der B-Vitamine.

**Biobeeren:** Beeren, besonders Blaubeeren, aber auch Erdbeeren, liefern viele Antioxidanzien. Die wirken entzündungshemmend und schützen Ihre Gefäße vor Arteriosklerose.

**Bioeier:** Das hochwertigste Eiweiß steckt im Ei. Dazu liefert es Mineralien, Vitamine, wertvolle Fettsäuren. Alles, was man zum Leben braucht. Und, nein, das Cholesterin muss man nicht fürchten.

**Biofleisch und Wild:** Ist eine wertvolle Protein- und Fettquelle. Achten Sie darauf, dass die Tiere natürlich auf einer Weide grasen durften, denn die Haltung spiegelt sich direkt in der Qualität des Fleisches wider. Biosiegel können bei der Orientierung helfen. Wild, wie Reh, Hirsch oder Wildschwein, sollte aus den Wäldern kommen und nicht von einem Zuchtbetrieb.

**Fisch**: Fisch (Wildlachs, Hering, Sardinen) liefert eine geballte Ladung Omega-3-Fettsäuren, besonders EPA und DHA, die beiden Omega-3-Fettsäuren, die der Körper am besten aufnehmen und verarbeiten kann. Omega 3 schützt vor Entzündungen und macht das Blut dünn.

**Biobutter:** Butter von glücklichen Rindern liefert wertvolle Fettsäuren, die das Immunsystem stärken und den Stoffwechsel ankurbeln. Sie enthält die Fettsäure Butyrat, die nicht nur für das Immunsystem gut ist, sondern auch sehr gesund für den Darm.

**Olivenöl:** Das Öl enthält Ballaststoffe, Vitamin E, Kupfer und Kalzium neben vielen gesunden ungesättigten Fettsäuren. Ein gesundes Herz braucht die richtige Menge an gesättigten wie ungesättigten Fettsäuren.

**Nüsse**: 20 Gramm pro Tag schützen das Herz vor Infarkt. Da sie den Samen einer neuen Pflanze enthalten, liefern sie viele wertvolle Fette, Eiweiß, Ballaststoffe, Vitamine und Mineralien.

**Avocados:** Enthalten wertvolle Antioxidanzien. Unter anderem ist Glutathion dabei, eines der stärksten Antioxidanzien überhaupt, es wirkt entzündungshemmend. Avocados sind voll mit wertvollen Fettsäuren, Kalium und Vitamin E.

**Dunkle Schokolade:** Die dunkle Schokolade sollte wirklich dunkel sein, der Kakaoanteil bei mindestens 85 Prozent liegen. Sie liefert Magnesium, Eisen, Kupfer, Kalzium und Mangan sowie viele sekundäre Pflanzenstoffe, die die Gefäße vor der Zerstörung durch freie Radikale schützen.

Fällt Ihnen etwas auf? Das sind fast alles Lebensmittel, die in Ihrer Küche in der Form landen, wie sie gelebt haben. Fleisch am Stück, nicht schon zerstückelt und vorgebraten als Fertigbulette, Gemüse als Ganzes und nicht als Farbzulage auf einer Tiefkühlpizza. Heißt auch nichtverarbeitete Lebensmittel. Das sind die gesunden.

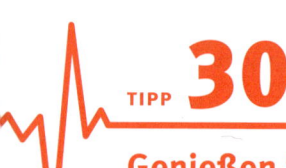

# Genießen Sie die bunten Herzpillen der Natur: Beeren

Ein Körbchen voller Heidelbeeren, Erdbeeren, Brombeeren und Johannisbeeren reduziert die Wahrscheinlichkeit, dass Sie eines Tages vor dem Kardiologen sitzen. Natürlich nur, wenn Sie sich täglich ausdauernd bewegen, keine Kohlenhydrate essen, genug schlafen und auch sonst viel frisches Gemüse und gutes Fleisch essen. Denn die Beeren alleine würden es auch nicht rausreißen können. Doch sie haben einen positiven Effekt, zumindest, wenn Sie täglich davon naschen. Amerikanische Wissenschaftler untersuchten die Wirkung von Beerenextrakten auf die Herzkranzgefäße. Sie fanden heraus: Je kräftiger die Farbe, desto besser fürs Herz. Vor allem die farbenreichen Beeren schützen die herznahen Gefäße.

Schon seit Jahrhunderten kennt man die Heilkraft der Beeren, aber erst die moderne Forschung hat Namen dafür: Sekundäre Pflanzenstoffe wie Flavonoide, Polyphenole und Anthozyane fangen die zerstörerischen freien Radikale im Blut ab und verhindern, dass die Zellen in den Blutgefäßen angegriffen werden und dass LDL-Cholesterin oxidiert. Sie schützen vor Verkalkung der Gefäßwände, hohem Blutdruck, Blutgerinnseln und Herzinfarkt.

Die besten Beeren, um freie Radikale zu fangen:

- dunkle heimische Weintrauben
- Süßkirschen
- Heidelbeeren
- Schwarze Johannisbeeren
- Brombeeren

Leider bevorzugen wir eher farblose Speisepläne: Ein Deutscher isst täglich nur 2,7 Milligramm rote Anthozyane, die besonders effektiv freie

Radikale beseitigen. Ein Griff in den Beerenkorb würde bereits etwa 50 Milligramm zusätzlich liefern.

Beeren haben noch mehr zu bieten, sie sind voll mit Mineralien: Sie enthalten Kalium, Magnesium und Eisen. Brombeeren und Heidelbeeren liefern viel Mangan, das die Bildung gefährlicher Gefäßablagerungen verhindert. Erdbeeren versorgen mit Salicylsäure, die das Blut flüssig hält. Der aspirinähnliche Stoff steckt auch in anderem Obst (Aprikosen und Quitten) und Gemüse.

Nicht nur das Herz profitiert, die Farbstoffe aus den Beeren beugen auch Grauem Star und Krebs vor und schlagen Bakterien sowie Viren in die Flucht. Daher ist es besonders gesund, Beeren und Gemüse mit besonders intensiven Farben zu essen und in der Farbwahl immer stark zu variieren.

Natürlich gilt auch bei den Beeren, dass die vom Biobauern die gesünderen sind. Noch besser sind die aus dem eigenen Garten, da der Transportweg entfällt, auf dem wertvolle Nährstoffe verloren gehen. Haben Sie einen Garten? Haben Sie Platz für einen Johannisbeerstrauch, Erd- und Heidelbeeren? Einfach pflanzen, warten, ernten. So leicht ist das.

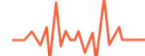 **PRAXISTIPP**

## *Beerengenuss*

- Verzehren Sie Beeren am besten unverarbeitet und so frisch wie möglich. Die gesunden Farbstoffe und die Mineralstoffe werden zwar durch das Kochen nicht zerstört, jedoch viele Vitamine gehen kaputt.
- Streichen Sie jede Marmelade, sie enthält zu viel Zucker.
- Im Winter können Sie zu tiefgekühltem Beerenobst greifen. Es ist zwar nicht mehr ganz so reichhaltig wie das frische, aber immer noch besser als gar nichts.

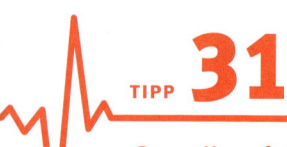

# Gemüse ist die beste Lebens-versicherung

Jedes Jahr sterben Menschen, weil sie zu wenig Gemüse essen. In der folgenden Liste erfahren Sie, welches Gemüse besonders gesund ist. Und warum.

- **Auberginen** sind mit einem Anthozyaningehalt von 750 mg/100 g Spitzenreiter unter allen Früchten und Gemüsen. Anthozyanin ist ein Antioxidans, es hält die Gefäße jung und elastisch.
- **Avocados** halten mit viel Vitamin E die Gefäße elastisch.
- **Blattsalat** hält mit Folsäure das Homocystein in Schach, und sein Chlorophyll verjüngt die Arterien.
- **Brokkoli** enthält viel Vitamin C und K, Kalium, Magnesium und Folsäure. Hemmt Entzündungen und baut schädliches Homocystein ab. Seine Carotinoide senken den Blutdruck.
- **Brunnen- und Gartenkresse** wächst auch auf der Fensterbank und liefert Kalium, Magnesium, Betacarotin und Glucosinolate, die das Herz schützen.
- **Kohlgemüse** liefert viel Folsäure und Vitamin C für Herz und Kreislauf. Seine Glucosinolate lösen Blutgerinnsel auf.
- **Kürbis** beugt mit Carotinoiden Arteriosklerose vor.
- **Möhren** enthalten viel Betacarotin. Ein potentes Antioxidans, das verhindert, dass LDL-Cholesterin oxidiert.
- **Portulak**, ein etwas in Vergessenheit geratenes Küchenkraut, baut schädliches Homocystein besonders effektiv ab. Portulak führt sogar die Hitliste der Folsäurelieferanten an.
- **Oliven** halten das Verhältnis zwischen gutem und schlechtem Blutfett in Balance und senken das Gesamtcholesterin.
- **Rote Paprika** enthält so viel Vitamin C wie die gleiche Menge Zitronen, dazu Folsäure, Flavonoide und Vitamin E. Sie wirkt antioxidativ.

- **Spinat** schützt wie alle grünen Blattgemüse mit viel Chlorophyll das Herz. Folsäure hilft das Homocystein im Blut abzubauen.
- **Tomaten** schützen mit Folsäure, Vitamin C, Kalium und Carotin vor Herzinfarkt.
- **Zwiebeln** senken mit Sulfiden den Blutdruck, beugen Blutgerinnseln vor.

Gemüse ist so gesund, weil es Mineralstoffe, Vitamine, Ballaststoffe und vor allem sekundäre Pflanzenstoffe beinhaltet. Die Wissenschaft kennt bislang etwa 60 000 sekundäre Pflanzenstoffe. Den Pflanzen dienen Sie als Farb-, Duft- und Lockstoffe und zur Abwehr von Feinden. Und uns als köstliches Herzschutzmittel.

| Wirkstoff | Wo man sie findet |
|---|---|
| **Sulfide** Sie wirken antioxidativ, können Blutgerinnsel auflösen und hemmen Entzündungen. | Knoblauch, Zwiebel, Meerrettich, Lauch & Co. verdanken diesen schwefelhaltigen Verbindungen ihren typischen Geruch. Das wichtigste Sulfid ist das Allicin des Knoblauchs. |
| **Glucosinolate** Oder auch Senfölglucoside genannt. Sie wirken sich positiv auf die Blutfettwerte aus und können Blutgerinnsel auflösen. | Es gibt über 100 verschiedene Glucosinolate, 20 davon kommen in essbaren Gemüsesorten vor. Sie finden sich in allen Kohlgemüsen, in Knollenfrüchten wie Radieschen, Rettich und Kohlrabi, in Ölsaaten und Gewürzpflanzen wie Senfsaat und Meerrettich sowie in Kresse, Rüben und Raps. Man erkennt sie am typischen »Kohlgeruch« und der Schärfe. Möglichst roh genießen, denn 30 bis 60 Prozent der Schutzstoffe gehen beim Kochen verloren. |

| Wirkstoff | Wo man sie findet |
| --- | --- |
| **Carotinoide**<br>Sind fettlösliche gelb bis rötlich gefärbte Pigmente. Einige wirken als Provitamin A. Carotinoide sind Antioxidanzien und verhindern die Oxidation des LDL-Cholesterins, beugen so Arteriosklerose vor. | Man findet sie in gelben, orangen, roten, aber auch in dunkelgrünem Gemüse. Bisher erforscht sind 600 verschiedene Carotinoide. Die bekanntesten Vertreter sind Betacarotin, Alphacarotin, Lycopin, Lutein und Zeaxanthin. Enthalten in Grapefruits, Hagebutten und gekochten Tomaten. |
| **Saponine**<br>Sie wirken entzündungshemmend, harntreibend und hormonstimulierend. | Die Bitterstoffe finden sich vor allem in Hülsenfrüchten, sie kommen aber auch in Roter Bete und Spargel vor. |
| **Polyphenole**<br>Sie wirken antioxidativ, hemmen Entzündungen und vermindern das Auftreten von Plaque. | Diese sekundären Pflanzenstoffe sorgen neben anderen für Farbe und Geschmack des Gemüses, einer der bekanntesten Untergruppen ist die der Flavonoide, das sind Farbstoffe. Die meisten Polyphenole zeigen eine positive Wirkung, wenn sie natürlicherweise aus Gemüse aufgenommen werden. Werden sie hochdosiert in Kapselform eingenommen, können sie auch toxische Wirkungen zeigen. |

TIPP **32**

# Diese Stinker mag das Herz

In China, in einer Provinz mit dem Namen Shandong, leben die meisten Knoblauchbauern. Sie leben fünf Jahre länger als beispielsweise Chinesen in Henan, Guangdong oder Sichuan. Forscher vermuten: Die knoblauchreiche Küche der Shandong-Bewohner konserviert das Leben. Zahlreiche Studien bestätigen: Knoblauch ist gut für Herz und Kreislauf. Die schwefelhaltigen Aromastoffe Alliin und Allicin senken hohe Blutfettwerte. Sie senken den Blutdruck, lösen Blutgerinnsel auf, fangen freie Radikale. Allicin spaltet auch die Welt in Knoblauchliebhaber und Knoblauchhasser. Sein Schwefel ist für den typischen Knoblauchgeruch verantwortlich.

Im Knoblauch steckt viel Vitamin C, Vitamin A und Selen. Die Vitamine schützen Zellen. Auch Herzzellen. Selen hilft dem Körper, Schwermetalle auszuschwemmen, und verhindert, dass Cholesterin oxidiert wird. Adenosin, das ebenfalls in Knoblauch enthalten ist, verdünnt das Blut. Beugt gefährlichen Gerinnseln vor.

Indische Forscher fanden im Mäuseversuch heraus: Eine besondere Medizin ist Knoblauch auch nach dem Infarkt. Antioxidanzien aus der Knolle fangen im Blut Radikale ab, die Herzzellen angreifen und damit die Heilung verhindern.

Nur, zur Prävention oder auch nach dem Infarkt muss man sehr, sehr viel Knoblauch essen. Die Folge: Einsamkeit. Darum raten Experten: Zwei bis drei Gramm frischer Knoblauch täglich reichen, in Kombination mit anderen Herzschutzlebensmitteln wie Olivenöl, Zitronensaft, Fisch und sehr viel Gemüse.

Knoblauchs Schwester, die Zwiebel, nützt auch dem Herzen. Wer seinen Speiseplan täglich mit einer rohen Zwiebel aromatisiert, der reduziert das Herzinfarkt-Risiko.

Bereits die Ägypter wussten, wie gesund die Zwiebel ist. Sie nutzten sie unter anderem für die billige Ernährung der Sklaven. Die sollten die harte Arbeit des Pyramidenbaus möglichst lange aushalten. Im antiken Rom und Griechenland gehörte die Zwiebel zu den Grundnahrungsmitteln. Bauern und Soldaten aßen sie roh. Mit den Eroberungen der römischen Soldaten verbreitete sich die Zwiebel, die ursprünglich aus Mittelasien stammt.

Im 16. Jahrhundert äußerte sich der Arzt Paracelsus begeistert über sie Zwiebel. Sie schmecke nicht nur gut, sie ersetzt eine ganze Apotheke.

Die heilende Wirkung basiert auf den schwefelhaltigen Substanzen. Sie schützen die Zellmembranen der roten Blutkörperchen, wodurch sich die Sauerstoffversorgung, auch die des Herzens, verbessert. Das Blut fließt besser und gerinnt weniger.

Neben den Schwefelverbindungen enthält die Zwiebel weitere Wunderstoffe: Vitamin C und E sowie B-Vitamine, Kalium und sekundäre Pflanzenstoffe.

**PRAXISTIPP**

## *Knoblauch und Zwiebeln genießen*

- Am besten entfaltet die Knolle ihre Wirkung, wenn Sie die Zehen sehr klein hacken oder zerdrücken und roh genießen.
- Wer's beim Kochen milder mag, kann die Zehen ganz lassen. Sie werden dann aromatisch süßlich.
- Nach knoblauchreichem Mahl: Kauen Sie Gewürznelken, Kardamom oder Kaffeebohnen. Auch Petersilie mildert den Geruch.
- Peppen Sie täglich Ihre Mahlzeiten mit einer Zwiebel auf, am besten roh.
- Probieren Sie Zwiebelsaft.

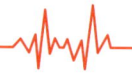

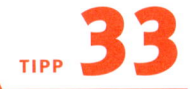

TIPP **33**

# Ballast kann auch Freude bringen

Menschen in der Steinzeit haben täglich 104 Gramm Ballaststoffe gegessen. Tun Naturvölker heute noch. Die kennen keinen Herzinfarkt. Greifen Sie zu bei Salat und Gemüse, beißen Sie täglich in einen Apfel und streuen Sie Leinsamen oder Flohsamen übers Rührei, den Salat oder das Gemüse. All diese Lebensmittel stecken voller Ballaststoffe, die das Herz gesund halten. Schon gewusst, dass ein ballaststoffreicher Teller (30 Gramm täglich) das Herzinfarktrisiko um fast die Hälfte senkt?

## Ballaststoffe sind Herzschutz

Von 1986 bis 1992 wurden 43 757 Männer, die im Gesundheitswesen tätig und zwischen 40 und 75 Jahre waren, ausführlich zu ihren Ernährungsgewohnheiten befragt. Im Untersuchungszeitraum erlitten 734 Probanden einen Herzinfarkt, 229 starben daran. Aus dem Datensatz wurde der Einfluss des Gewichts, der sportlichen Aktivität, des Rauchens, des Alters, des Alkoholkonsums, der durchschnittlichen Essensmenge und der Versorgung mit Vitamin E herausgerechnet. Nach dieser statistischen Aufbereitung stellten die Wissenschaftler einen Zusammenhang zwischen der täglichen Aufnahme von Ballaststoffen und dem Herzinfarktrisiko fest: Zehn Gramm mehr Ballaststoffe reduzieren das Herzinfarktrisiko um 19 Prozent.[16]

Für saubere Gefäße sorgen vor allem die wasserlöslichen Ballaststoffe wie Guar, Psyllium und Pektin. Sie binden im Darm Gallensäure und schicken sie aus dem Körper. Um neue Gallensäuren zu bilden, angelt sich der Körper Cholesterin aus dem Blut. Das kurbelt den Cholesterinstoffwechsel an. Gesunde Sache!

Die guten Darmbakterien mögen lösliche Ballaststoffe übrigens sehr gerne. Wenn Sie viel Gemüse, Salat und etwas Obst essen, züchten Sie sich eine gesunde Mischung an Darmbakterien heran. Die guten Bakterien »nagen« an den wasserlöslichen Ballaststoffen und setzen kurzkettige Fettsäuren frei. Diese Fettsäuren machen das Immunsystem stark, und das schützt wiederum die Blutgefäße und das Herz.

Ballaststoffe helfen auch beim Abnehmen, da sie viel Wasser binden und den Nahrungsbrei im Darm aufquellen lassen. Das hält lange satt. Zudem senken Ballaststoffe den Insulinspiegel, beugen Insulinresistenz und somit Diabetes vor.

Geben Sie Ihrem Darm etwas Zeit für die Umstellung. Sollte er jahrelang Grünzeug nur in minimaler Dosis gesehen haben, so braucht er einige Zeit, um sich an die gesunden Lebensmittel zu gewöhnen. Manchmal gelingt der Übergang leichter, wenn Sie zusätzlich wasserlösliche Ballaststoffe als Nahrungsergänzungsmittel einnehmen. Und viel trinken hilft!

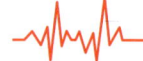 **PRAXISTIPP**

## *Essen Sie täglich Ballaststoffe*

Gönnen Sie sich Darmgesundheit – und schützen Sie damit Ihr Herz. Am besten gönnen Sie sich reichlich

- Äpfel
- Artischocken
- Avocados
- Beeren
- Bohnen
- Brokkoli
- Fenchel
- Grünkohl
- Gurken
- Knoblauch
- Kohlgemüse
- Kürbis
- Linsen
- Nüsse
- Oliven und Olivenöl
- Rosenkohl
- Samen, besonders wenn gekeimt
- Sellerie
- Spinat
- Zwiebeln

Getreide enthält zwar auch Ballaststoffe, aber auch zu viele Kohlenhydrate. Daher ist es besser, Ballaststoffe aus Gemüse zu genießen.

**TIPP 34**

# Kartoffeln sind Zucker

Kartoffeln – mehr brauche der Mensch zum Überleben nicht, nur noch das Glas Milch dazu. Dachte man lange. Nun quellen die schlechten Nachrichten unter der Schale hervor. Schon 2001 schrieb das *New York Times Magazine*: »Kartoffeln, die von einer zunehmend trägen und übergewichtigen Bevölkerung in großen Portionen gegessen werden, sind wahrscheinlich eine Hauptursache für die alarmierend hohe Rate an Herzkrankheiten und Diabetes in den USA.« Die gesunde Knolle ein Krankmacher? Warum ist das so? Ganz einfach: Kaum kaut man die Kartoffel, wird purer Zucker daraus. Die vielen schnellen, kleinen Glukosemoleküle führen zur Insulinausschüttung. Insulin wiederum löst einen Mechanismus aus, der Zucker in Fette umwandelt und die Fette dann einlagert. Am Bauch, an den Hüften, da wo Platz ist. Solange Insulin im Körper schwimmt, können wir nicht abnehmen. Geht nicht! Weil Insulin die Fettverbrennung verbietet. Das macht dick, alt und krank. Warum sagt das bei uns keiner so deutlich? Bei uns gehört die Kartoffel zum Essen wie die Kirche ins Dorf. Weil jeder Deutsche davon 75 Kilo pro Jahr isst – und 40 Prozent davon nicht als natürliche Kartoffel, sondern als Chips, Fritten, Püreepulver, Tiefkühlgratin, Kloß oder Reibekuchen.

Verstehen Sie mich nicht falsch: Gegen die zwei kleinen Pellkartöffelchen, die als Beilage auf dem Teller liegen, hat kein Mediziner was. Auch ich nicht. Die machen Sie nicht dick. Nur die täglichen 200 Gramm Kohlenhydrate, die machen Sie krank.

Das metabolische Syndrom. Das zunehmende Übergewicht der Menschheit, die Zuckerkrankheit, den Herzinfarkt etc. Wir verdanken dies den in der Fabrik aufgeschlossenen Kohlenhydraten, der gekochten Kost. Der vitaminleeren Kost. Die Natur hat uns die – notwendigen – Kohlenhydrate immer mit Vitaminen verpackt geliefert. Nämlich in Form von Gemüse.

# Werden Sie Nussknacker

Studien zeigen: Wer täglich etwa 15 Gramm Nüsse knabbert, der senkt sein Herzinfarktrisiko. In einer japanischen Studie aßen die Probanden Pekannüsse und erhöhten den Fettanteil ihrer Nahrung beträchtlich. Trotzdem wuchsen keine Fettdepots an Hüften und Po, weil das Fett aus der Nahrung nicht dick macht. Das tun nur die Kohlenhydrate, die im Körper in Fette umgewandelt werden. Man weiß aus früheren Studien auch, dass die Blutfette, die Triglyceride, im Mittel um sieben Prozent sinken, wenn Nüsse die Ernährung anreichern.

Warum das so ist? Ungesättigte Fettsäuren aus Nüssen verbessern den Blutfluss und hemmen entzündliche Prozesse und somit Arteriosklerose. Viel Ölsäure steckt in Haselnüssen, Mandeln, Macadamias. In Walnüssen befindet sich viel alpha-Linolensäure, die die Triglyceride verringert. Vermutlich wirken Nussfette gemeinsam mit den in den Nüssen enthaltenen Mineralstoffen gegen Herzrhythmusstörungen. In ihnen steckt viel Magnesium, Kalium, Kupfer und Vitamin E. Zusätzlich enthalten sie Ballaststoffe, B-Vitamine und sekundäre Pflanzenstoffe, alles gut für die Gesundheit.

## Arginin ist der Nuss-Wunderstoff – Walnüsse enthalten besonders viel

Nüsse enthalten viel Arginin, eine stickstoffreiche Aminosäure. Der Stickstoff reagiert mit Sauerstoff zu Stickstoffmonoxid (NO). Steigt der NO Gehalt im Blut entspannen sich der Herzmuskel und die glatte Muskulatur, die die Blutbahnen ummantelt. Dies führt zu einer Erweiterung der Blutgefäße, die Durchblutung sowie die Versorgung mit Sauerstoff und Nährstoffen verbessert sich. Arginin wirkt positiv auf den Blutzucker und die Blutfette und hemmt somit die Verklumpung von Blutplättchen.Mehrere Metastudien zeigen, wer regelmäßig Nüsse isst, mindert sein Herzinfarktrisiko: die »Adventist Health Study« (30 000 Teilnehmer), die »Nurses' Health Study« (86 000 Krankenschwestern), die »Iowa Women's Health Study« (35 000 Teilnehmer), die »Physicians' Health Study« (22 000 männliche Ärzte). Alle zeigen: Je mehr Nüsse, desto kleiner das Herzinfarktrisiko.

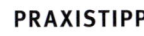 **PRAXISTIPP**

## *Nussgenuss*

- Ziehen Sie die pure Nuss vor. Geröstete Nüsse enthalten häufig gesundheitsschädliche Transfette.
- Probieren Sie es mal mit einem Nussmus, beispielsweise mit Mandelmus. Sie können es sogar für die Zubereitung von Soßen verwenden.

Cashews sind übrigens keine Nüsse, sondern die Kerne der Cashew Frucht, einer Steinobstsorte. Daher heißen sie richtigerweise Cashew-Kerne. Sie unterscheiden sich nicht nur hinsichtlich ihrer Fruchtart von Nüssen, sondern auch in der Zusammensetzung ihrer Nährstoffe. Im Gegensatz zu echten Nüssen enthalten sie viel mehr Kohlenhydrate.

# Mit Vitamin C gegen das gefährliche CRP

Ganz langsam beginnen wir zu begreifen, dass Prof. Linus Pauling doch recht hatte. Er hielt Vitamin C schon in einer Zeit für ein Wundermittel, in der noch kaum jemand so weit gedacht hatte. Und propagierte das Alleskönnervitamin auch gegen Herz- und Gefäßkrankheiten. Einige Gramm täglich. (Ja, Gramm. Nicht nur Milligramm.) Neue Forschungen bestätigen, dass ein Entzündungsfaktor im Blut, C-reaktives Protein oder CRP genannt und ein starker Risikofaktor fürs Herz, schon mit einem halben Gramm Vitamin C pro Tag um 24 Prozent absinkt. So eine Studie der University of California.

Übrigens: Natürlich wurde und wird Prof. Pauling heute noch verlacht. Was aber viele deutsche Ernährungsexperten nicht wissen: Selbst die berühmte Mayo-Klinik hat sich bei ihm entschuldigt.

CRP, C-reaktives Protein, ist ein Eiweiß, das Ihre Leber bildet. Ein Entzündungsparameter. Zeigt deutlich: In Ihrem Körper stimmt was nicht, zeigt: In den Adern stimmt was nicht. Viele neue Studien zeigen: Erhöhtes CRP signalisiert: Herz in Gefahr! Das Risiko, in den nächsten sechs Jahren einen Herzinfarkt zu bekommen, ist dreifach erhöht. Denn in Ihren Gefäßen finden chronische Entzündungsprozesse statt, die dafür sorgen, dass sich der Müll an den Aderwänden ablegt, die Gefäße zuwachsen, was zu Arteriosklerose führt, zu Herzinfarkt, zu Schlaganfall. Ein hoher CRP-Wert zeigt auch: Das Risiko für Diabetes, ja sogar Alzheimer ist erhöht.

Ein hs-CRP-Wert, das steht für hochsensitives C-reaktives Protein, zwischen 1 und 3 mg/l bedeutet mittleres Risiko. Schon ab 2,9 mg/l steigt das Risiko für einen Herzinfarkt stark an.

Ein niedriges Risiko haben alle, die einen hs-CRP-Wert von weniger als 1 mg/l haben. Kennen Sie Ihren hs-CRP-Wert? Sie können ihn in einem Labor testen lassen.

## So reduzieren Sie Ihr CRP:

- Nehmen Sie Vitamin C: Vitamin C wirkt entzündungshemmend. Am besten wirkt es zusammen mit Vitamin E. Ich empfehle zwischen einem und drei Gramm Vitamin C und 400 I.E. Vitamin E pro Tag.
- Nehmen Sie ab: Die Fettzelle ist nicht untätig und hängt da einfach faul herum. Nein, sie produziert Botenstoffe, die Entzündungen in den Adern anfachen. Übergewicht erhöht die Wahrscheinlichkeit eines hohen CRP-Spiegels, bei Männern auf das Doppelte, bei Frauen auf das Sechsfache. Oder anders: Wenn Sie 15 Prozent abnehmen, senken Sie Ihren CRP-Spiegel um 32 Prozent. Schafft keine Pille.
- Gehen Sie laufen: Die Pharmaindustrie bastelt natürlich an einem Medikament, das die Entzündung mindert und auf diesem Weg die Arteriosklerose verhindern soll. Noch 'ne Herzschutzpille mehr. Würde mich lieber an den Rat von US-Forschern halten. Die stellten fest, dass man durch regelmäßigen Ausdauersport auch das C-reaktive Protein runterkriegt, seine Entzündungen loswird. Ich sag nur: Laufen Sie. Täglich. 30 Minuten.
- Essen Sie Fisch mit Gemüse und Olivenöl: Studien zeigen: Personen, die die Mittelmeerdiät einhalten, haben weniger Entzündungs- und Gerinnungsmarker im Blut. Der CRP-Wert ist niedriger. Die Mittelmeerdiät hat einen antiinflammatorischen Effekt.

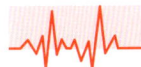 **SELBST-CHECK**

## Entzündungsreaktionen erkennen

Haben Sie trotz sorgfältiger Mundhygiene Zahnfleischbluten oder entzündetes Zahnfleisch (Parodontitis)?

Wenn ja, dann haben Sie eventuell auch Entzündungen in Ihren Blutgefäßen, denn Entzündungsreaktionen beschränken sich nicht nur auf eine Gewebeart. In Ihre Blutgefäße können Sie leider nicht hineinsehen, wie es Ihrem Zahnfleisch geht, erkennen Sie jedoch sofort.

# Tanken Sie den Herzschutzcocktail:
# Eiweiß plus Vitamin C

Sie wissen, Arteriosklerose entsteht, weil sich in den Innenhäuten der Gefäße Risse bilden, die der Körper zupflastert. Warum bilden sich überhaupt Risse in den Wänden der Arterien? Nicht nur, weil Kohlenhydrate Entzündungsreaktionen auslösen, sondern auch, weil die Innenverkleidung der Blutgefäße schwächelt. Weil diese Zellen des Bindegewebes nicht mehr straff und stark sind, sondern verschrumpelt, genauso wie die Haut außen.

Das Bindegewebe schrumpelt, weil ihm Eiweiß, besonders die Aminosäuren Lysin und Prolin fehlen und es mangels Vitamin C auch kein neues Kollagen aufbauen kann. Selbst dann nicht, wenn genügend Aminosäuren vorhanden sind. Kollagen und Elastin sind komplexe, spiralförmig angeordnete und miteinander verschränkte Eiweißverbindungen, die die Form und Textur zum Beispiel der Haut, Sehnen, Adern, Knochen und Gelenkverbindungen bilden. Kollagen ist der Hauptbestandteil unseres Stütz- und Bindegewebes. Vitamin C brauchen Sie für ein Enzym, das die einzelnen Kollagenfasern mit Hilfe von Lysin aneinanderklebt. Ohne Vitamin C klebt dann nichts mehr, zerfällt alles. Buchstäblich Ihr Körper.

Vegetarier leiden besonders häufig unter Lysinmangel, da die Aminosäure in proteinhaltigen pflanzlichen Lebensmitteln nicht so häufig vorkommt wie in tierischen. Besonders reich an Lysin sind unter anderem Lachs und Hähnchenfleisch.

Stutzen Sie? Haben Sie von Studien gehört, die zeigen, dass Vegetarier gesünder leben? Seltener an Bluthochdruck leiden? Fragt sich, ob Vegetarier gesünder sind, weil sie kein Fleisch essen oder weil sie seltener rauchen, weniger Alkohol trinken und mehr Sport treiben? Diese Fragen können die Studien nicht beantworten. Derzeit gibt es keinen Nachweis auf welche Weise eine vegetarische Ernährung das Krankheitsrisiko senken könnte. Lysin ist jedenfalls gut für die Blutgefäße, das ist bewiesen!

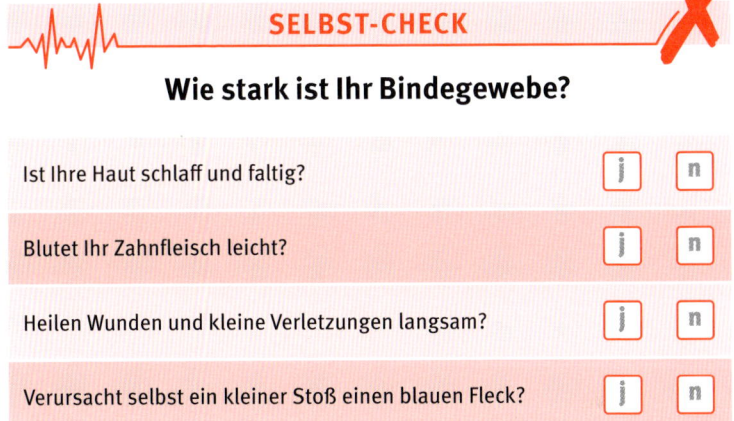

## SELBST-CHECK

## Wie stark ist Ihr Bindegewebe?

| | | |
|---|---|---|
| Ist Ihre Haut schlaff und faltig? | j | n |
| Blutet Ihr Zahnfleisch leicht? | j | n |
| Heilen Wunden und kleine Verletzungen langsam? | j | n |
| Verursacht selbst ein kleiner Stoß einen blauen Fleck? | j | n |

Wenn Sie mehrmals mit Ja geantwortet haben, ist Ihr Bindegewebe schwach, dann neigen wahrscheinlich auch Ihre Blutgefäße zu Rissigkeit und haben schon etwas von ihrer Elastizität eingebüßt.

Studien über die Bedeutung von Vitamin C für den Menschen gibt es praktisch nicht. Aus durchsichtigen Gründen. Vitamin C ist nicht patentierbar. Verliert jede Pharmafirma sofort das Interesse. Also nimmt man Meerschweinchen, die den gleichen Enzymdefekt haben wie wir. Die können auch kein Vitamin C bilden. Und dann beobachtet man Folgendes:

1. Meerschweinchen ohne Vitamin C im Futter bekommen Arteriosklerose.
2. Meerschweinchen mit zusätzlichem Vitamin C im Futter entwickeln keine Arteriosklerose.

Alles längst bekannt. Alles vielfach durchgekaut. Sie finden hier die biochemische Begründung, weshalb Vitamin C Sie vor Herzinfarkt schützt.

Der doppelte Nobelpreisträger Linus Pauling sieht das Ganze von höherer Warte:

Arteriosklerose ist ein Versuch des Körpers, mit Hilfe von Lipoprotein(a) Risse in der Arterienwand zu reparieren. Erst wenn Sie nichts tun, wenn Sie kein Vitamin C nehmen, wenn der Prozess anhält, nennen Sie die überschießende Reaktion tödliche Arteriosklerose. Also nennt dieser doppelte Nobelpreisträger die koronare Herzkrankheit, die Arteriosklerose am Herzen, schlicht und einfach: *chronischer Skorbut.*

Linus Pauling hat lange darüber nachgedacht, hat die Rolle der Aminosäuren Lysin und auch Prolin erforscht. Resultat heute, und darauf will ich hinaus, ist das sogenannte Linus-Pauling-Protokoll.

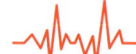 **PRAXISTIPP**

## *Wenden Sie das Linus-Pauling-Protokoll an*

Zur Heilung von Arteriosklerose nehmen Sie täglich:

- Vitamin C sechs Gramm
- Lysin fünf Gramm
- Prolin drei Gramm
- Tocotrienol (Vitamin E) 400 I.E.
  Da Vitamin E ein fettlösliches Vitamin ist und es daher der Körper auch gut speichern kann, sollten Sie regelmäßig Ihre Vitamin-E-Werte kontrollieren lassen. Wenn sie zu hoch sind, reduzieren Sie die Einnahmemenge.

**TIPP 38**

# Trinken Sie genug?

60 Prozent des Körpers besteht aus Wasser. Doch es bleibt nicht drin im Körper, es verschwindet über die Haut und über den Urin. Beides ist sehr wichtig, denn Ihr Schweißdrüsensystem ist Ihre Klimaanlage und der Urin die Abwasserentsorgung, alles perfekt im Körper integriert. Jedoch brauchen beide Systeme Wasser, täglich mehrere Liter, damit sie auf Dauer funktionieren können.

Neben den beiden lebenswichtigen Anlagen brauchen auch die allermeisten Stoffwechselabläufe in Ihrem Körper jede Menge Wasser. Und die Balance Ihres Elektrolythaushalts hängt ebenfalls von Ihrer Wasserversorgung ab.

Zu wenig getrunken? Das hat unangenehme Folgen:

- Abbauprodukte und Giftstoffe werden nicht mehr in ausreichender Menge ausgespült. Langsam steigt die Giftstoffkonzentration im Körper an, das führt überall zu Schäden, natürlich auch am Herz und an den Blutgefäßen.
- Muskelzellen, auch die des Herzens, schrumpfen geringfügig und verlieren dadurch an Kraft und an Ausdauer.
- Das Blut wird dickflüssiger. Das Herz muss schneller pumpen, da dickes Blut nicht so leicht durch die Adern fließt wie dünnes Blut.
- Der Elektrolythaushalt gerät durcheinander, das hat Folgen für die Weiterleitung von Nervensignalen und führt zu Herzrhythmusstörungen.

Klingt völlig abwegig, ist aber Fakt: Fast 75 Prozent der Amerikaner sind chronisch dehydriert, bei den Deutschen ist es nicht anders. Die meisten merken es nicht einmal, denn sie fühlen sich nicht durstig. Bei einer Dehydratation kann der Wasseranteil von gesunden 60 auf 45 bis 50 Prozent sinken. Auf Dauer führt das zu chronischen Erkrankungen.

Die Uni Washington fand heraus: Ein Glas Wasser befriedigt nächtliche Hungeranfälle. Und Wassermangel ist der Auslöser Nummer eins für Tagesmüdigkeit. Wer genug trinkt, schärft die Konzentration, lindert Rücken- und Gelenkbeschwerden, reduziert sein Darm- und Brustkrebsrisiko.

Achtung, gut zuhören: Das alles gilt für Wasser. Nicht für Softdrinks! Leeren Sie eine Flasche Cola in die Toilettenschüssel. Eine Stunde ziehen lassen, dann sauber spülen. Tolle Sache. Die Säure in der Cola entfernt die Rückstände von der Keramik. Dankesbrief an die Firma schreiben. Mit Cola lösen Sie binnen zwei Tagen ein T-Bone-Steak auf, mit Cola kriegen Sie die Rostflecken von Ihrem Auto und den schmierigen Straßendreck von der Windschutzscheibe weg. Eine Schraube entrosten Sie, indem Sie sie einige Minuten in eine Cola legen.

Die aktive Zutat ist Phosphorsäure. Der pH-Wert liegt bei sauren 2,8. Coke kann einen Nagel in etwa vier Tagen auflösen. Phosphorsäure löst auch das Kalzium aus den Knochen. (Ist so. Verursacht Osteoporose.) Ganz abgesehen von alldem ist Cola eine flüssige Süßigkeit. Jeder kann sich vorstellen, wozu es führt, wenn man dieses Zuckerwasser aus 1,8-Liter-Bechern in sich hineinschüttet. Zu gewaltigen Fettbergen. Das gleiche Ergebnis lässt sich erzielen mit süßen Fruchtnektaren, Limonaden und mit der unsinnigsten Erfindung, seit der Mensch kochen kann: Alkopops.

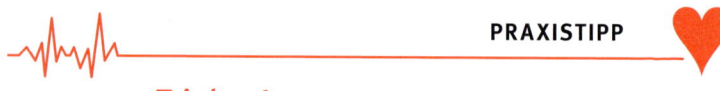

**PRAXISTIPP**

*Trinken!*

Trinken Sie regelmäßig:

- Als Erstes am Morgen
- Zwischen den Mahlzeiten
- Vor und nach dem Sport
- Trinken Sie zwei Gläser, wenn Sie während des Tages müde sind
- Haben Sie unterwegs immer etwas zu trinken dabei

Trinken Sie Wasser!
- Trinken Sie Wasser mit Zitronen- oder Limettensaft
- Kräuter- oder Grüntee (keine aromatisierten Früchtetees)
- Manchmal auch einen schwarzen Tee
- Wasser mit Pfefferminz-, Zitronenmelisse oder Waldmeisterblättchen
- Gemüsesaft

Wie viel Sie trinken sollten?
Das ist sehr individuell und liegt auch daran, wie viel Sport Sie treiben, ob Sie bei Ihrer Arbeit schwitzen, wie groß und wie schwer Sie sind und ob Sie zu weichem Stuhl neigen oder nicht.

Empfehlenswert:

| Körpergewicht | Empfehlung |
| --- | --- |
| 50 kg | 1,5 l |
| 70 kg | 2 l |
| 90 kg | 2,5 l |
| 110 kg | 3 l |

Trinken Sie lieber mehr als weniger, gerne auch drei Liter, wenn Sie nur 60 Kilogramm wiegen.

Lassen Sie das Trinken zu einer Routine werden, kurze Pause vom Schreibtisch, in der Werkstatt oder in der Schule, schnell die nächste Tasse Tee oder der Schluck aus der Wasserflasche, die Sie immer dabeihaben sollten.

# Kaffee: Ja oder Nein?

Ständig tauchen in den Medizinnews neue Kaffeeschlagzeilen auf. Für Diabetiker gilt beispielsweise, dass Koffein den Insulinhaushalt beeinflusst und Patienten mit Altersdiabetes die Kontrolle ihres Blutzuckerspiegels erschwert – aber nur, wenn sie keine Diät einhalten. Essen Diabetiker viele Kohlenhydrate, dann lässt Koffein den Blutzuckerspiegel weiter ansteigen. Andere Studien zeigen, Kaffee beugt Diabetes vor: In *Lancet* konnte man von niederländischen Forschern lesen, dass Kaffeevieltrinker nur ein halb so großes Diabetesrisiko hätten wie Menschen, die weniger als zwei Tassen täglich tränken. Meine persönliche Meinung dazu: Es kommt viel mehr auf die Kohlenhydrate als auf den Kaffee an.

Ob Kaffee auch Blutdruck langfristig nach oben treibt oder nicht, das wollten Wissenschaftler der renommierten John-Hopkins-Universität herausfinden. Dazu beobachteten sie 1000 Männer über 30 Jahre hinweg. Das Ergebnis: Chronischen Bluthochdruck entwickelten Kaffeetrinker genauso häufig wie Abstinenzler. Wer allerdings unter Bluthochdruck leidet, sollte mit Kaffee vorsichtig sein, denn Kaffee treibt den Blutdruck ein paar Stunden lang hoch. In einer aktuellen Schweizer Studie tranken Probanden starken Espresso oder die entkoffeinierte Version. Das Ergebnis: Bei Kaffeetrinkern erhöhte nur Espresso den Blutdruck. Wer seltener Kaffee trank, sprach allerdings auf beide Sorten an (auch auf den entkoffeinierten Kaffee). Der Blutdruck stieg um 12 mmHg – kurzfristig. Nun rätseln die Forscher, welche Stoffe außer Koffein aus der Kaffeebohne der Auslöser für diese körperliche Reaktion ist.

Mancher Mensch fühlt sich durch Kaffeegenuss noch gestresster. Kein Wunder, denn das Stresshormon Epinephrin steigt bei Vieltrinkern um 32 Prozent an. Kaffee in sehr großen Mengen kann sogar Angstzustände auslösen und bei Menschen mit Angstsymptomen diese verschlimmern. Auch sie sollten mit dem Kaffeekonsum vorsichtig sein und alles dafür tun, dass Stresshormone und Blutdruck möglichst niedrig bleiben. Denn Angstkandidaten haben ohnehin schon ein erhöhtes Risiko, den plötzlichen Herztod zu erleiden.

Forschern der Mayo-Klinik (Rochester, Minnesota) zufolge hat Kaffee gesundheitsfördernde Wirkungen, beispielsweise senkt er das Parkinsonrisiko. Kaffee liefert auch Zellschutzstoffe: Der Kaffeesäure und der Chlorogensäure werden diese Fähigkeit zugeschrieben. Beide sind wirkungsvolle Antioxidanzien, die Herzinfarkt vorbeugen. Kaffeesäure verhindert außerdem die schädliche Oxidation des LDL-Cholesterins und hält so die Gefäße jung. Zudem schützt die Säure erstaunlicherweise vor Magenkrebs. Eine Tasse Kaffee liefert sieben Milligramm Kaffeesäure.

Na – was denn nun: Kaffee oder kein Kaffee? Fazit: Menschen sind so verschieden. Was dem einen hilft, in die Gänge zu kommen, ist beim anderen das Gaspedal auf dem Weg in die Arteriosklerose. Einige von Ihnen reagieren so empfindlich auf Kaffee, dass sich ihr Homocysteinspiegel um 20 Prozent erhöht, wenn sie eine Woche lang jeden Tag einen Liter trinken. Gefährlich: Hohe Homocysteinwerte stehen in einem engen Zusammenhang mit Schlaganfall und Herzinfarkt. Und eine gute Nachricht: Wer einen hohen Homocysteinspiegel hat, tut sich schon viel Gutes, wenn er seinen Kaffeekonsum komplett auf null oder zumindest auf ein bis zwei tägliche Tassen reduziert.

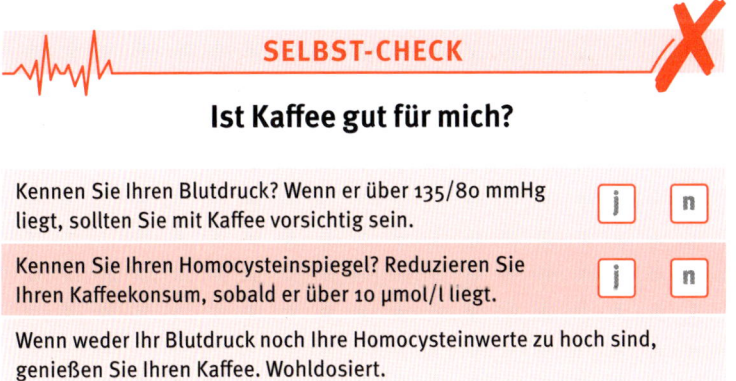

### SELBST-CHECK

## Ist Kaffee gut für mich?

Kennen Sie Ihren Blutdruck? Wenn er über 135/80 mmHg liegt, sollten Sie mit Kaffee vorsichtig sein. | j | n |

Kennen Sie Ihren Homocysteinspiegel? Reduzieren Sie Ihren Kaffeekonsum, sobald er über 10 µmol/l liegt. | j | n |

Wenn weder Ihr Blutdruck noch Ihre Homocysteinwerte zu hoch sind, genießen Sie Ihren Kaffee. Wohldosiert.

# Zauberstoffe aus dem Teebeutel

Schwarzer, grüner und weißer Tee wird aus der gleichen Pflanze hergestellt, aus *Camellia sinensis L.* Grüntee unterscheidet sich von seinem schwarzen Bruder nur in der Behandlung nach der Ernte. Grüntee wird nicht fermentiert, so bleiben Pflanzenfarbstoffe und das grünfarbige Chlorophyll erhalten. Und jede Menge Zauberstoffe.

Was macht nun Tee mit unserem Herzen? Das ist gut erforscht. Niederländische Wissenschaftler gossen 4800 Testpersonen täglich zwei Tassen Schwarztee ein. Das Ergebnis der Studie: 375 Milliliter Tee wirkten sich positiv auf die Herzgesundheit aus. Teeeigene Polyphenole verzögern Prozesse, die zur Bildung von Arteriosklerose führen. Polyphenole sind Antioxidanzien und fangen freie Radikale ab, die das LDL-Cholesterin oxidieren, die Membranen der Zellen der Blutgefäße angreifen oder sogar ihre DNA zerstören. Auch im Mund sorgen Polyphenole für ein gesundes Milieu. Schwarztee reduziert zusätzlich die Ausschüttung des Stresshormons Cortisol. Das senkt wiederum den Blutdruck, und das Herz muss weniger stark pumpen, kann sich entspannen. Das tut ihm gut.

Schwarzer Tee ist für Personen mit Bluthochdruck sogar besser als Wasser. Der Tee lässt die Blutgefäße entspannen, der Druck lässt nach. Wasser kann das nicht. Das Wunderwerk funktioniert aber nur, wenn man die Milch weglässt. Wenn man den Tee nicht auf die feine englische Art, sondern auf die robuste Art trinkt, pur. Ein Eiweißstoff in der Milch macht nämlich die gefäßschützende Wirkung des Tees zu Nichte. Natürlich darf auch kein Zucker in den Tee, da der Zucker die Blutgefäße angreift. Diesen Schaden können die gesundheitsfördernden Stoffe des Tees nicht mehr rausreißen.

Grüner Tee enthält neben den Polyphenolen mit ihrer antioxidativen Wirkung auch viel Vitamin C. Das stärkt das Immunsystem insgesamt, das mag auch das Herz. Und auch weißer Tee ist gesund, auch er enthält viele Antioxidanzien.

Wie viele Aderschutzstoffe ein Tee liefert, hängt von Sorte, Herkunft, Wasserqualität und Aufgusszeit ab. Wer die Teeblätter zehn Minuten ziehen lässt, der hat mehr Gesundstoffe in der Tasse. Grüner Tee bietet nicht – wie lange angenommen – einen besseren Herzschutz als schwarzer Tee.

Natürlich wirkt Tee allein keine Wunder – immerhin aber unterstützend. Viel wichtiger als Abwarten und Teetrinken ist für Sie, dass Sie freie Radikale dank konsequentem No Carb erst gar nicht in so großen Mengen entstehen lassen; dass Sie sich bewegen, und zwar so lange und so intensiv, dass es anstrengend ist; und dass Sie Ihre Gedanken in Ordnung bringen, mit Meditation nach Ihrem Gusto.

Kleine Warnung zum Schluss: Tee sollten Sie nicht in rauen Mengen trinken, denn er enthält nierenschädigende Oxalate. Auch enthält er Fluorid und Aluminium – beides brauchen wir, aber bitte nicht in Überdosis.

**PRAXISTIPP**

## Tee fürs Herz

- Geben Sie beim Einkaufen lieber etwas mehr Geld aus und kaufen Sie Tee in Bioqualität. Konventioneller Tee enthält zu viele Pestizide.
- Gießen Sie Grüntee nicht mit kochendem Wasser auf, sondern lassen Sie es auf ca. 80 Grad abkühlen. Denn kochendes Wasser zerstört die Grüntee-Zauberstoffe.

# Tanken Sie Herzelixier: Tomatensaft

Lange bevor man die Tomate Paradies- oder Liebesapfel nannte, stand sie im Verdacht, eine Giftpflanze zu sein. Nun: Die Blätter der Tomatenpflanze sind tatsächlich giftig, aber die Frucht ist pure Medizin. In der EURAMIC-Studie untersuchte man das Fettgewebe von gesunden Menschen und solchen, die einen Infarkt erlitten hatten. Und man maß bei den gesunden Kandidaten einen höheren Lykopinwert. Und damit ein geringeres Herzinfarktrisiko. Das Carotinoid Lykopin steckt in Tomaten, aber nur, wenn die Tomate reif geerntet wurde (tut meist nur der Biobauer um die Ecke) und wenn sie gekocht wurde. In rohen Tomaten steckt kaum Lykopin, es entsteht erst durch Erhitzen.

Lykopin hat eine Halbwertszeit im Körper von zwei bis drei Tagen. Das heißt, dann ist die Hälfte schon wieder verschwunden. Deswegen muss man täglich für Nachschub sorgen, man braucht etwa sechs Milligramm am Tag. Wer nicht acht- bis zehnmal die Woche die Tomate auf den Speiseplan setzt, kann Lykopin auch als Nahrungsergänzung einnehmen, am besten zusammen mit anderen natürlichen Carotinoiden und Antioxidanzien wie Vitamin C, E und dem Spurenelement Selen.

In Tomaten steckt vor allem noch etwas: viel Kalium! Kaliummangel kann genauso wie Magnesiummangel Herzrhythmusstörungen verursachen, und wer Kalium wieder auffüllt, senkt gleichzeitig seinen Blutdruck. In klinischen Studien mit Hochdruckpatienten sank der Druck um zehn Prozent, nachdem die Probanden vier Monate lang täglich zwei Gramm Kalium eingenommen hatten. Und das ist doch was. Kalium hat keine Nebenwirkungen. Macht Sie nicht unendlich schlapp und müde.

Und wenn Sie sich nach Tomaten abgeschlagen fühlen? Dann hatten Ihre Liebesäpfel sicher Kontakt mit einer … Pizza.

TIPP **42**

# Gesunde Ernährung – reicht oft nicht

Ob in China oder in Israel: Es passiert immer wieder. Babys sterben, weil der Säuglingsmilch wichtige Nährstoffe fehlen. Fehlt beispielsweise Vitamin B₁ im kleinen Säuglingskörper, kommt es nach vier bis sechs Wochen zu Schäden am Nerven- und Herz-Kreislauf-System. Und bis man so einen Vitaminmangel diagnostiziert, ist es zu spät.

Vitalstoffmangel tötet bei uns Erwachsenen nicht so schnell. Dauert ein, zwei, drei oder vier Jahrzehnte. Der Körper ist gutmütig. Er kompensiert und kompensiert, schluckt und schluckt. Doch mit der Zeit entwickeln sich chronische Krankheiten, wenn Ketchup in den Adern fließt. Fertigprodukte löchern Körperzellen, Cookies speichern sich ungefragt auf den Hüften, und die Laune sinkt, wenn man Obst und Gemüse nur aus der Dose, als Garnitur oder Kantinenmatsch kennt.

Es gibt ein wirksames Mittel gegen den Mangel an Vitalstoffen: Gemüse und Fleisch aus dem Bioladen und Nahrungsergänzung. Präparate, die Sie ausgewogen mit Vitaminen und Spurenelementen versorgen. Machen Sie davon Gebrauch. Aber vergessen Sie nicht: *Pille schlucken* allein hilft nix. Sie müssen schon gesund *essen* – und sich bewegen.

## 47 essenzielle Nährstoffe

Vergessen Sie, was man oft in Zeitschriften liest: dass man Nahrung punktuell nach Bedarf ergänzen kann. Ein bisschen was fürs Herz, ein bisschen was fürs Gehirn. Mal etwas für kurze Zeit. Der Körper fordert mehr: ein Netzwerk aller lebensnotwendigen Stoffe, insgesamt sind das 47. Da können Sie sich den tollsten Vitamincocktail zusammenstellen: Fehlt auch nur ein essenzieller Stoff, geht Ihre Gesundheit trotzdem den Bach runter. Und Ihr Herz.

In unseren Lebensmitteln steckt nicht mehr das drin an Gesundheit, an Vitalstoffen, was noch vor 100 Jahren drinsteckte. Meist wird unreif geerntet – damit man weit transportieren kann. In den letzten Reifetagen bilden sich aber die meisten Vitalstoffe in der Frucht. Dann liegt das Teil noch ein paar Tage im Supermarkt. Zeit laugt Vitalstoffe aus. Und den Rest vernichtet der Mensch am Herd.

Hinzu kommen unsere ausgelaugten Äcker, auf denen seit Jahrhunderten Gemüse angebaut wird, die sind leer, da ist auch schon nichts mehr anderes messbar als Mineralstoffmangel. Und was schon nicht im Boden ist, steckt dann auch nicht im Gemüse.

Brokkoli liefert heute 25 Prozent weniger Vitamin C als noch vor 20 Jahren. In Möhren und Spinat finden sich 57 Prozent weniger, Erdbeeren haben 67 Prozent Vitamin C über die Jahre verloren und Äpfel sogar 80 Prozent. Trotzdem sind die Früchte wertvolle Nährstofflieferanten, denn sie enthalten sekundäre Pflanzenstoffe wie Flavonoide, die die Wirkung von Vitamin C vervielfachen.

## Nährstoffmangel in den Industrienationen

Jeder Dritte leidet bei uns an den Folgen von Nährstoffmängeln. Kann man in den Ernährungsberichten der DGE, der Deutschen Gesellschaft für Ernährung, nachlesen. Wir sind unterversorgt mit Vitamin A, $B_1$, $B_{12}$ und $B_6$, Pantothensäure, Folsäure, Biotin, Kalzium, Magnesium, Mangan, Kupfer, Chrom, Selen, Jod, Zink und Molybdän. Schon unsere Schulkinder sind schlecht versorgt.

Bei dem Wort Nährstoffmangel denken viele an unterernährte, dünne Kinder und Erwachsene. In den Industrienationen sieht Mangelernährung anders aus, sie geht meistens mit Übergewicht einher. So widersprüchlich es klingt. Übergewichtige Menschen nehmen zu viel Energie in Form von Nudeln, Pizza, Brot und Süßigkeiten auf. Gleichzeitig fehlen ihnen Nährstoffe, weil sie zu wenig Gemüse, Proteine und Fette essen. Wer hingegen nährstoffreich isst, und individuelle Mängel gezielt mit Vitaminen und Mineralstoffen ergänzt, hat weniger Hunger.

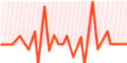 

# Ernähren Sie sich richtig?

| | | |
|---|---|---|
| Essen Sie täglich zwei Portionen Gemüse und Salat? | j | n |
| Essen Sie Gemüse auch mal roh? | j | n |
| Essen Sie während der Saison täglich etwas heimisches Obst? | j | n |
| Kaufen Sie Ihr Gemüse im Bioladen ein? | j | n |
| Sind Sie jünger als 65 Jahre? | j | n |
| Sind Sie normalgewichtig? | j | n |
| Sind Sie Nichtraucher? | j | n |
| Führen Sie ein entspanntes Leben? | j | n |
| Ernähren Sie sich No Carb? | j | n |
| Essen Sie regelmäßig Wild oder Fleisch aus dem Biosupermarkt? | j | n |
| Bewegen Sie sich viel während Ihrer Arbeit? | j | n |

Je mehr Fragen Sie mit Nein beantwortet haben, umso größer ist die Wahrscheinlichkeit, dass Sie selbst neben einer gesunden Ernährung weitere Nahrungsergänzungsmittel brauchen.

Sollten Sie schwanger sein, Leistungssportler oder Hormonpräparate einnehmen, brauchen Sie auf jeden Fall zusätzliche Nährstoffe.

Das Gleiche gilt, wenn Sie regelmäßig Medikamente nehmen oder chronisch krank sind.

## Messen Sie oxidativen Stress

Sie beißen in einen Apfel, lassen ihn liegen – und er wird braun. Das ist Oxidation. Im Fall des Apfels ist es gut so, zeigt es doch, dass er noch lebt und nicht bereits sein Apfelleben ausgehaucht hat. Ein Blick unters Auto zeigt: Rost. Oxidation. Ist die Butter arg gelb, ranzig? Oxidation. Sauerstoff hinterlässt seine Spuren. Er zerstört. Im Körper entstehen täglich freie Radikale, die alles oxidieren, was ihnen begegnet.

Nicht zu schnell: Ein wenig oxidativer Stress durch Sport ist sogar gesund, weil das den Stoffwechsel ankurbelt. Tauchen jedoch zu viele freie Radikale auf, richten sie großen Schaden an.

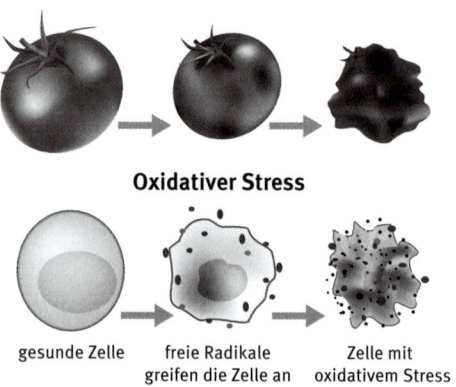

**Oxidativer Stress**

gesunde Zelle    freie Radikale greifen die Zelle an    Zelle mit oxidativem Stress

Freie Radikale attackieren Zellen, weil ihnen ein Elektron fehlt. Sobald sie eine Substanz finden, denen sie ein Elektron klauen können, tun sie das. Um ihre Elektronlücke zu füllen. Sie klauen Elektronen von Enzymen, aus der Zellwand, auch aus den Zellen der Blutgefäße oder von Proteinen, sogar von der DNA. Die beklauten Stoffe sind danach kaputt und funktionieren nicht mehr so, wie sie sollten. Das führt zu einem vorzeitigen Alterungsprozess, zu Atherosklerose und kardiovaskulären Erkrankungen, zu Krebs, Arthritis, Allergien und vielem mehr. Alle chronischen Erkrankungen gehen mit einer Erhöhung der freien Radikale, mit oxidativem Stress bzw. nitrosativem Stress einher.

## Wie Antioxidanzien freie Radikale entschärfen

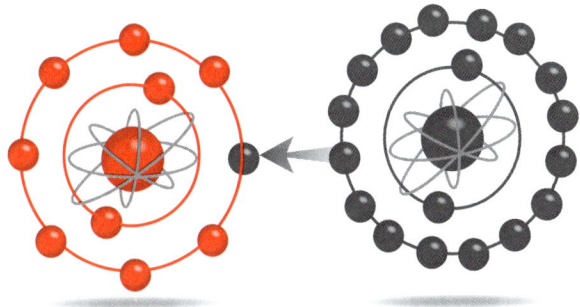

Freies Radikal mit fehlendem Elektron      Antioxidans spendet ein Elektron

Zu viele freie Radikale entstehen durch Umweltgifte oder durch Nikotin, durch Medikamente, UV-Strahlung und Ozon. Vor allem aber, wenn die Kraftwerke der Zelle, die Mitochondrien, Energie aus zu vielen Kohlenhydraten herstellen. Logische Folge: Übergewichtige haben meistens eine erhöhte Belastung mit freien Radikalen. Stellen die Mitochondrien jedoch die Energie aus Fettsäuren her, entstehen weniger freie Radikale.

Gute Nachricht: Ihr Körper kann freie Radikale unschädlich machen, wenn Sie ihm genügend Gegenmittel gönnen. Das sind vor allem Vitamin C und E, Mineralstoffe wie Selen, Kupfer, Mangan, Molybdän, sekundäre Pflanzenstoffe, Glutathion und das Coenzym $Q_{10}$.

Und woher wissen Sie nun, ob Sie unter oxidativem Stress leiden? Das können Sie untersuchen lassen. Im Labor. Allerdings kann man die freien Radikale nicht direkt messen. Sie reagieren so aggressiv, dass sie sofort verschwinden, sobald man sie dingfest machen will. Deshalb werden Stoffe im Blut untersucht, die unter dem Einfluss vieler freier Radikale überhaupt erst in großen Mengen entstehen. Dazu gehören oxidierte Fettsäuren oder AGEs, das sind unter oxidativem Stress gebildete Produkte aus Eiweiß und Zucker.

# Nahrungsergänzungsmittel – ein Geschenk

Medien berichten immer wieder hämisch über Vitaminpillen, die angeblich nichts bewirken. Tenor: »Weder Herzinfarkte noch Krebserkrankungen lassen sich mit Vitaminpräparaten verhindern, geschweige denn heilen.«

Liebe Journalisten! Was sind das für Argumente? Schreibt ihr denn auch: »Autos können nicht über 200 Stundenkilometer fahren. Das beweisen der Twingo und der Kia.« Tja … Die Wahrheit dieser Aussage hängt offenbar von der gekonnten Auswahl der Autos ab. Da gibt's ganz andere, die das Gegenteil beweisen. Und wer sich ein kleines bisschen mit Limousinen beschäftigt, der weiß, was die können. Genauso ist es bei den Untersuchungen zur Wirksamkeit von Vitaminen. Da gibt es viele Studien, bei denen eine falsche Auswahl getroffen wurde. Und auf diese berufen sich dann die Journalisten. Weil »Vitaminlüge« auf dem Titel so gut aussieht. Und sich gut verkauft.

Die Fakten sehen so aus:

**Positive Studien:** US-Forscher gaben 520 Probanden täglich 136 I.E. Vitamin E und 250 Milligramm Vitamin C. Und nach drei bzw. sechs Jahren stellten sie fest, dass die Arteriosklerose bei den Menschen, die Vitamine bekamen, viel langsamer fortschritt als bei denen, die keine bekamen. Meine Erfahrung zeigt, dass erst 400 I.E. Vitamin E und zwei bis drei Gramm Vitamin C ernst zu nehmende Dosen sind. Ich hoffe auf Studien, die nicht nur ein langsameres Fortschreiten, sondern einen Rückgang von Arteriosklerose zeigen.

**Falsche Dosis:** Kein Mensch würde die Wirkung einer Unterdosis Aspirin, testen. Aber bei Vitaminen legt man Studien genauso falsch an – und beweist, dass Vitamine nichts bewirken.

**Richtige Kombinationen:** Hohe Dosen einzelner Vitamine helfen – manchmal. Vitamine, Spurenelemente, sekundäre Pflanzenstoffe arbeiten immer zusammen. Ein Orthomolekularmediziner wird immer mehrere sich gegenseitig unterstützende Antioxidanzien in den richtigen Dosen verschreiben. Und dazu gleich noch eine Studie: die SuVi-Max-Studie mit 13 000 Teilnehmern. Dort gab man Präparate mit Betacarotin, Vitamin C und E, Selen und Zink. In der Vitamingruppe sank das Krebsrisiko um 31 Prozent, die Sterberate um 37 Prozent.

**Passende Versuchsteilnehmer:** Es ist ein Unterschied, ob man eine Gruppe Kranker untersucht oder eine Gruppe Gesunder. Beim Kranken ist manchmal vieles zu spät. Nach 30 Jahren schweren Rauchens werden ihm 20 Milligramm Betacarotin natürlich nichts mehr helfen.

**Zielsetzung:** Und es ist eine Frage, was man untersucht. Meist wird eine Wirkung daran gemessen, ob das Vitamin vom Sterben abhält oder nicht. Ich finde, es ist auch schon eine Wirkung, wenn es vor dem zweiten Infarkt schützt. Und das tut Vitamin E in der CHAOS-Studie. Oder wenn Sie einfach ein besseres Immunsystem haben.

Die Wissenschaftswelt verändert sich: In der Fachzeitschrift *Circulation: Cardiovascular Quality and Outcomes* erschien im Juli 2018 eine Metaanalyse zu der Frage, ob Nahrungsergänzungsmittel vor Herz-Kreislauf-Erkrankungen schützen. Analysiert wurden 18 Studien mit über zwei Millionen Teilnehmern. Ergebnis: Schützt nicht.[17] Der *Spiegel* (Ausgabe 37/2018) springt auf den Zug auf: »Nutzlose Vitaminpillen« heißt die kurze Meldung. In derselben Ausgabe von *Circulation: Cardiovascular Quality and Outcomes* wird die Metastudie jedoch schon kritisiert: Es wurden nicht alle Aspekte berücksichtigt, die zu einer Erkrankung beitragen, wie beispielsweise Lebensmittelqualität und Lebensstil. Dazu wurde nicht gemessen, sondern nur befragt.[18] Diese prompte und korrekte Kritik lässt hoffen.

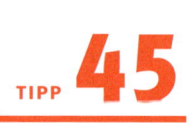

# Vitamin C putzt die Adern durch

Ascorbinsäure dringt ins Blut. Askorwas? Kennen Sie unter Vitamin C. Passt als Antioxidans auf, passt auf, dass Ihre Gefäße schön glatt bleiben. Und stark werden. Fehlt Vitamin C (oder Lysin oder Prolin), produziert die Muskelzelle der Arterienwand kein straffes Kollagen, sondern einen Ersatzbaustoff. Wussten Sie das? Und weil er miserabel ist, versucht die Muskelzelle, Qualität mit Quantität auszugleichen. Das nennt man dann arteriosklerotischen Tumor. Der verstopft die Gefäße erst recht.

Vitamin C hilft auch dabei, dass das LDL-Cholesterin nicht oxidiert wird. Der emeritierte Prof. Klaus Pietrzik von der Universität Bonn formulierte das so: »Es gilt als erwiesen, dass Vitamin C in biologischen Systemen als Antioxidans wirkt und gemeinsam mit anderen Antioxidanzien (z. B. Vitamin E) die Bildung von Cholesterinoxidationsprodukten verhindert und damit vor degenerativen Erkrankungen schützen kann. Speziell vor diesem Hintergrund wurden die Empfehlungen zur täglichen Vitamin-C-Zufuhr angehoben. Und die Experten haben als unbedenkliche und tolerierbare tägliche Aufnahme zwei Gramm Vitamin C bei langfristiger regelmäßiger Einnahme festgelegt.«

## Die Menge macht's

Vitamin C hilft auch bei der Bildung von Stickstoffmonoxid (NO). Das entspannt die Muskelzellen, Gefäße weiten sich, das verhindert Thrombosen. Eine japanische Studie zeigt: Menschen, die mit der Nahrung 1200 Milligramm Vitamin C täglich aufnahmen, litten seltener unter Gefäßkrankheiten.

Wie kommen Sie nun an Ihr Vitamin C? Pille oder Zitrone? Und was, wenn Sie keine Pille wollen, die Zitrone Ihnen aber zu sauer ist?

Greifen Sie zu Sanddorn, Schwarzen Johannisbeeren, roter Paprika, Brokkoli, Fenchel, Erdbeeren oder Kohl. Auch Leber enthält viel Vitamin C! Am besten fahren Sie zweigleisig: Und nehmen zusätzlich zu Zitrone und Co. täglich ein bis drei Gramm Vitamin C als Pille, das hält Ihr Gefäßsystem jung, schützt Sie vor Herzinfarkt.

Übrigens macht sich die Ratte ihr Vitamin C selbst. Umgerechnet auf die Körpergröße des Menschen produziert sie täglich zwischen fünf und 100 Gramm. Das können wir Menschen leider nicht. Ist die Ratte im Stress, fährt sie ihre Vitamin-C-Produktion sogar noch hoch. Kann man messen. Bei der Laborratte. Ist Gift im Futter, stellt sie ebenfalls mehr her. Sie schützt sich also durch selbst hergestelltes Vitamin C vor Stress und vor Giften.

Also bitte merken: Da Sie Ihr Vitamin C nicht selbst herstellen können, Ihre Lebensmittel generell nicht mehr genügend Vitamine enthalten und viele von Ihnen regelmäßig gestresst sind, brauchen Sie tägliches Zusatz-Vitamin-C. Also bitte nehmen.

**PRAXISTIPP**

## *So bekommen Sie ausreichend Vitamine*

- Kaufen Sie Obst und Gemüse möglichst vom regionalen Biobauern. Diese Produkte enthalten die meisten Vitamine und die wenigsten Pestizide.
- Nehmen Sie zusätzlich Vitamin C ein, täglich, immer, ein Leben lang!

# Vitamin E: Glauben Sie nicht alles, was in der Zeitung steht

Vitamin E (Tocopherol) ist ein wichtiges Antioxidans. Es arbeitet überall dort in Ihrem Körper, wo Fette sind. Schützt Zellmembranen und Nervenzellen. Mangelt es an Vitamin E, oxidieren unter anderem die Fette in Ihrem Blut, und das LDL- Cholesterin wird aggressiv, das verursacht nun mal Arteriosklerose und Herzinfarkt. Die Presse schreibt aber: Vitamin E hat ausgedient. Schützt das Herz nicht. Wie kommen die Journalisten darauf? Weil sie die Fehler in medizinischen Studien nicht sehen. Und es dann fröhlich abschreiben, wenn eine Gruppe von Forschern aus Cleveland aus sieben Studien zu Vitamin E (insgesamt 81 788 Patienten) ableitet: Egal, ob die Menschen Vitamin E nahmen oder nicht, gestorben sind gleich viele an Herzinfarkt. Warum war das so? Vitamin E arbeitet in der Zelle. Dort entschärft es freie Radikale. Es wird dadurch selbst zum schwachen Radikal. Zum Glück nur ganz kurz, wenn genug Vitamin C da ist. Vitamin C regeneriert das Vitamin E wieder. Macht aus ihm wieder einen potenten Radikalfänger. Nun wissen Sie, warum Vitamin E in einigen Studien nicht wirkt. Vitamin E muss man immer mit Vitamin C verabreichen, im Grammbereich. Und plötzlich werden die Gefäße wieder jung. Wenn auch genügend Vitamin E da ist.

**PRAXISTIPP**

## *Bluttuning: Vitamin E*

- In Ihrem Blut sollte zwischen 20 und 30 mg/l Vitamin E zu finden sein.
- Wenn Sie einen Vitamin-E-Mangel haben, nehmen Sie 400 I.E. pro Tag.

TIPP **47**

# Vitamin D: oft Mangelware

Doch nicht nur Vitamin C und E unterstützen die Gesundheit, auch Vitamin D ist essenziell. Die Bauern wissen das. Hat ein Huhn nicht genug Vitamin D, kriegt es ein schwaches Herz. Darum tut ihm der Bauer Vitamin D ins Futter. Ich warte noch auf den Tag, an dem die Ärzte es den Bauern nachmachen.

Eine US-Studie an 10 000 Frauen stellte fest: Wer regelmäßig Vitamin D nahm, erkrankte seltener an Herzinfarkt. Das Knochenvitamin senkt das Herzinfarktrisiko. Warum tut es das? Weil die Adern nicht verkalken. Doch braucht D Vitamin $K_2$. Fehlt es an $K_2$, funktioniert der Mechanismus nicht, und obwohl viel D vorhanden ist, lagert sich Kalzium nicht in den Knochen ab, wo es hingehört, sondern in den Arterien, wo es nicht hingehört.

Wenn Sie bei Arteriosklerose Vitamin D und $K_2$ substituieren, wird das Kalzium aus den Arterien abtransportiert, zu den Knochen befördert und dort eingebaut. Mit einer guten Vitamin D- und $K_2$-Versorgung bleiben die Arterien offen und die Knochen stark. Bonner Wissenschaftler fanden heraus, dass Patienten mit Herzinsuffizienz um 50 Prozent niedrigere Vitamin-D-Werte haben als gesunde Kontrollpersonen.

In Deutschland leiden mindestens 60 Prozent der Menschen im Winter unter Vitamin-D-Mangel, davon gehen Experten aus. Die Sonne scheint hier nicht genug, und der Normalmensch hält sich zu wenig draußen auf. Da mehr drinnen gesessen wird statt draußen herumgelaufen, leiden auch viele im Sommer unter einem Mangel. Vitamin D steckt zwar in einigen Lebensmitteln, vor allem in Lachs, doch lässt sich der Bedarf selbst mit einer bewussten Ernährung nicht decken. Einen Vitamin-D-Mangel spürt man nicht direkt. Allerdings können ein schwaches Immunsystem und Stimmungsschwankungen ein erstes Anzeichen sein.

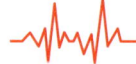 
## *Bluttuning: Vitamin D*

- Empfohlener Blutwert Vitamin D: 40–80 ng/ml.
- Einnahmeempfehlung: Bei Vitamin-D-Mangel empfehle ich 7000 bis 9000 I.E. Vitamin D3 und 150 bis 200 µg Vitamin K2 pro Tag.
- Lassen Sie Ihren Vitamin-D-Wert regelmäßig kontrollieren, um eine Überdosierung zu vermeiden.
- Nehmen Sie 6000 bis 9000 I.E. täglich, um einen normalen Spiegel aufrecht zu erhalten, im Sommer wie im Winter.

Nach Studium der gängigen Literatur haben wir uns für einen Normal-Bereich von 40–80ng/ml entschieden. An diesen Werten messe ich Sie. Bitte bedenken Sie aber auch, dass bei Autoimmunkrankheiten, wie Multipler Sklerose, Heilung erst bei 70–100 ng/ml eintritt.

Heißt: Höhere Werte schützen besser vor den Unbilden des Lebens. Sind wahrscheinlich auch Bedingung für höhere Leistungsfähigkeit, für ein gesünderes Herz. Bei Rettungsschwimmern in Florida wurden Blutspiegel von 120ng/ml gemessen. Die haben so viel im Blut, weil sie täglich Sonne tanken, über Monate. Bei uns unmöglich. Daher müssen wir mit Nahrungsergänzungsmitteln nachhelfen. Manch einer von Ihnen braucht 9000 I.E. pro Tag, um einen gesunden Spiegel aufrecht erhalten zu können.

# 48

## Stickstoffmonoxid
## stellt die Gefäße weit

»Was Mäusen guttut, ist auch gut für Menschen«, meint lächelnd Medizin-Nobelpreisträger Louis Ignarro. Und gibt Tipps, die die Adern freihalten, das Herz-Kreislauf-System schützen, vor Herzinfarkt feien. Dazu gleich, erst zu Alfred Nobel.

Alfred Nobel, wie Sie wissen, erfand das Dynamit, hergestellt aus Nitroglycerin. Und wie es der Zufall oft so will, verschrieb es ihm sein Arzt, weil er Beschwerden mit dem Herzen hatte. Das mochte Nobel nicht, er bekam Kopfweh davon. Eine eher ungewöhnliche Reaktion. Heute nehmen Herzpatienten entweder eine Notfallkapsel oder ein Notfallspray mit Nitroglycerin, das die Blutgefäße weit sprengt. Der Herzschmerz schwindet. Beißt jedoch ein Gesunder auf die Kapsel, bekommt er rasende Kopfschmerzen, weil es die Gefäße im Kopf weitet. So meine persönliche, höchst leidvolle Beobachtung. Vielleicht hatte Alfred Nobel nur leichte Herzbeschwerden, und das Medikament war zu stark für ihn.

1998 bekamen drei US-Forscher – darunter Louis Ignarro – den Nobelpreis. Sie hatten entdeckt, wie Nitroglycerin auf das Herz-Kreislauf-System wirkt. Bereits bekannt war, dass im Körper aus Nitroglycerin ein Gas namens Stickstoffmonoxid (NO) entsteht, das im Körper wie ein Hormon wirkt, das die Gefäße weitet und Blutgerinnsel verhindert. Jetzt fanden die Forscher heraus, dass es weit mehr kann: NO, genannt das »Molekül des Jahres«, reguliert den Blutdruck (senkt ihn), steuert das Blut in verschiedene Organe, dient als wichtiger Signalstoff in den Nervenzellen, schützt vor Infektionen und vor Krebszellen. Und: Es macht ziemlich potent. NO ist das Geheimnis, das hinter Viagra steckt.

Dieses wichtige Molekül stellt unser Körper selbst her. Wie? Durch Bewegung und Ernährung. Vitamin C und E helfen – und ein Eiweißbaustein, die Aminosäure Arginin. Arginin wird von einem Enzym in NO umgewandelt, das der Körper nach körperlicher Anstrengung in größeren Mengen bildet. Darum rät Louis Ignarro: Der Gefäßgesundheit zuliebe Sport treiben, proteinreich essen und zusätzlich mit Vitamin E und C sowie Arginin die NO-Produktion ankurbeln.

Eine kanadische Studie zeigt: Nimmt man vier Gramm Arginin täglich ein, erhöht das den NO-Blutspiegel um 100 Prozent, und die Gefäße reagieren auch wieder auf den Ruf des NOs: Mach weit! Senke den Blutdruck! Verhindere ein Gerinnsel!

NO hält unsere Gefäße jung, geschmeidig, elastisch – man muss es nur früh genug arbeiten lassen. NO können Sie sich selbst machen. 100 Prozent mehr! Ganz einfach und ohne Nebenwirkungen. Durch die Aminosäure, den Eiweißbaustein L-Arginin und Sauerstoff. Wie kommen Sie an Ihr L-Arginin? Über Nüsse und Fisch. Oder ein gutes Eiweißpräparat. Und wie an den Sauerstoff? Durch Bewegung.

Ja, so einfach. Sie müssen nur … machen.

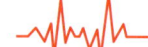  **PRAXISTIPP**

## *Erhöhen Sie Ihre NO-Produktion*

- Lassen Sie Ihren Argininspiegel messen. Er sollte zwischen 110 und 180 µmol/l liegen.
- Nehmen Sie bei Bedarf mehrmals täglich Arginin ein.
- Essen Sie 20 Gramm Nüsse täglich.
- Treiben Sie Ausdauersport.

TIPP **49**

# Dunkle Schokolade auf Rezept

Schon täglich eine kleine Portion Bitterschokolade macht die Arterien elastischer, so eine Studie der University of California in San Francisco. Im Grunde nichts Neues, weiß man schon von den Kuna-Indianern. Die leben auf einer kleinen karibischen Insel und sind schokoladensüchtig. Sie trinken fünf Tassen Schokolade pro Tag – ohne Zucker. Bluthochdruck gibt's auf der Insel nicht, haben Forscher entdeckt. Den haben nur die Kuna-Indianer, die weg aufs Festland nach Panama gezogen sind. Die Forscher vermuten, dass Flavonoide (Pflanzenfarbstoffe) aus der Kakaobohne den Blutdruck senken. Und die stecken auch in der Tafel Bitterschokolade. Die schützt das Herz.

**Wirkungsweise:** Die Flavonoide der Bitterschokolade senken das Risiko, an Herzinfarkt zu erkranken, weil sie das Blut flüssig halten. Sie verhindern, dass Blutblättchen sich verklumpen und eine Thrombose auslösen. Sie bieten Zellen Schutz vor freien Radikalen, die Gefäße zerstören und Entzündungsprozesse auslösen. Dunkle Schokolade wirkt gegen Arteriosklerose. Sie allein wirkt aber keine Wunder, sondern kurbelt die Gesundheit nur an. Wesentlich für Ihr gesundes Herz bleiben immer noch No Carb, essenzielle Nährstoffe, Sport und gute Gedanken.

**Nebenwirkung:** Studien zeigen: Wer sich regelmäßig eine kleine Menge Schokolade mit einem hohen Kakaoanteil gönnt, lebt ein Jahr länger als diejenigen, die keine Bitterschokolade genießen.

**Verwechselwirkungen:** Bitte nicht verwechseln! Wer statt zu Bitterschokolade zur Milchschokolade greift, schadet sich mehr, als dass er sich schützt. Milchschokolade enthält zu viel Zucker und zu wenig flavonoidhaltiges Kakaopulver.

**Herzschutzdosis:** 20 bis 25 Gramm dunkle Schokolade mit einem Kakaoanteil von mindestens 85 Prozent, am besten täglich einnehmen.

## Dunkle Schokolade ist keine Süßigkeit

Wie gesund dunkle Schokolade ist, erforschten Wissenschaftler mehrerer US-amerikanischer Universitäten. Fast 5000 Probanden, die zwischen 25 und 93 Jahre alt waren, untersuchten sie medizinisch und erfragten, wie viel dunkle Schokolade sie genossen. Zusätzlich gaben die Versuchsteilnehmer Auskünfte über weitere Einflussfaktoren: Den Verzehr anderer Süßigkeiten, wie viel Gemüse und Obst sie aßen, zu ihrem Alkohol- und Tabakkonsum und ihrem Sportverhalten.

Die Forscher wendeten ein statistisches Verfahren an, mit dem sie den Einfluss der anderen Faktoren beseitigten. Das Ergebnis, was sie daraufhin erhielten, war eindeutig: Wer fünfmal oder häufiger pro Woche Süßigkeiten isst, hat ein um 49 Prozent erhöhtes Risiko, eine Herz-Kreislauferkrankung zu erleiden. Wer hingegen keine Süßigkeiten isst, und zur dunklen Schokolade greift, reduziert die Gefahr. Die Dosis ist entscheidend! Positive Wirkungen zeigen sich bei einer bis vier Portionen pro Woche, besser sind fünf oder mehr.[19]

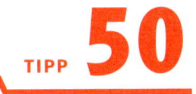

TIPP **50**

# Zündstoff Gluten

Gluten, das ist der Stoff, der einen Teig aus Weizenmehl so gummiartig macht – perfekt für die Backwarenindustrie. Wird auch Klebereiweiß genannt. Eigentlich kein Problem, der Mensch isst immerhin schon seit 10 000 Jahren Getreide. Unsere Gene sind längst darauf eingestellt: Die für die Speichelamylase – also das Aufbrechen von Kohlenhydraten schon in unserem Mund – zuständigen Gene zum Beispiel haben drastisch zugenommen. Heute wundern wir uns nicht einmal mehr darüber, dass wir bereits im Mund Zucker herstellen.

Aber: Im Weizen gibt's noch mehr Stoffe. An die haben wir uns leider nicht mit Genveränderungen gewöhnt. Lektine, besonders Gluten. Zöliakie (Sprue oder Glutenintoleranz) genauso wie die Glutensensitivität nehmen dramatisch zu. Resultat? Entzündung. Derzeit gehen Wissenschaftler davon aus, dass Gluten die Verbindung zwischen den Zellen der Darmwand auflöst. Diese Verbindungen heißen *tight junctions*. Haben alle Zellen intakte *tight junctions*, so ist die Darmwand dicht. Dann diffundieren alle aufgenommenen Stoffe entweder durch die einzelnen Zellen der Darmwand. Oder in der Darmwand sitzen spezielle Proteine, die die Aufnahme der Nährstoffe regulieren. Da gelangt nichts in den Körper, was da nicht reinsoll. Sind die *tight junctions* allerdings geschädigt, bilden sich viele winzige Löchlein zwischen den Zellen. Das heißt Leaky Gut, durchlässiger Darm. Durch die Löcher gelangen Bakterien, die normalerweise nur in den Darm gehören, oder sogar Giftstoffe in die Blutbahn. Natürlich reagiert das Immunsystem mit Abwehr. Es kommt zu Entzündungsreaktionen. Und Entzündung erhöht das Risiko für Arteriosklerose.

Glutensensitivität führt zu Autoimmunkrankheiten wie Hashimoto, Rheuma, MS, Vitiligo und viele weitere. Jetzt steht sie auch im Verdacht, Herz-Kreislauf-Erkrankungen mit auszulösen. Nach Glutensensitivität suche ich routinemäßig. Inzwischen finde ich bei jedem Zweiten von Ihnen eine mehr oder weniger ausgeprägte Form der Glutensensitivität.

Doch nicht jeder reagiert so heftig, dass er gleich eine Autoimmunerkrankung hat, viele leiden auch einfach unter Blähbauch, Durchfall, Energielosigkeit, Müdigkeit oder schlechter Laune.

Einige Menschen reagieren auf Gluten mit Konzentrationsschwäche oder mit dem Gefühl unter einem leichten Drogeneinfluss zu stehen. Die Veränderungen treten nach dem »Genuss« eines Stück Kuchens, eines Croissants oder von Brot ein. Gluten vernebelt den Verstand. Für viele ein Normalzustand. Wenn Sie auf Gluten verzichten werden Sie den Unterschied feststellen.

Es ist übrigens auch nicht so, dass man Gluten entweder völlig problemlos verträgt oder aber komplett an Zöliakie leidet. Zwischen »vertrage ich« und »vertrage ich nicht« gibt es viele Grade der Unverträglichkeit. Auch hier gilt: Die Dosis macht das Gift!

Abhilfe: Gift weglassen. Kein Gluten mehr essen. Es gibt ja inzwischen eine ganze Industrie, die glutenfreie Kost herstellt. Wenn man genau hinguckt, etwas völlig Irres. Eine Industrie, die sich auf normale Kost zurückbesinnt. Heißt doch: Was uns täglich angeboten wird, macht uns krank.

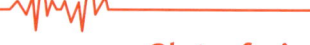 **PRAXISTIPP**

### Glutenfrei

- Lassen Sie einen Monat lang Gluten komplett weg und beobachten Sie Ihre Verdauung und Ihr Wohlbefinden.
- Am besten führen Sie ein kleines Tagebuch.

TIPP **51**

# Die Darm-Herz-Verbindung

Was sich im Darm tummelt – mehr als 500 verschiedene Bakterienarten, Pilze und weitere Einzeller –, rückt immer mehr in den Mittelpunkt medizinischer Aufmerksamkeit. Heißt ganz elegant Mikrobiom. Die Anzahl der Studien steigt, die der Internetartikel ebenfalls. Mittlerweile wird fast jede Erkrankung mit einem Darmproblem in Zusammenhang gebracht.

Ist auch logisch, denn der Darm ist das Tor, durch das die Nährstoffe in den Körper gelangen. Stimmt etwas im Darm nicht, werden Bestandteile der Nahrung entweder falsch umgewandelt oder können nicht aufgenommen werden. Darunter leidet auf Dauer dann auch das Herz.

Damit im Darm alles rund läuft, brauchen Sie die richtige Zusammensetzung an Darmbakterien, Pilzen und anderen Einzellern. Die hängt stark von dem ab, was Sie essen. Wenn Ihr Tag mit einer Semmel mit Nuss-Nougat-Creme beginnt, gefolgt von Pasta mit Tomatensoße zum Mittagessen und Sie den Tag abschließen mit Wurstbroten und einer Tüte Chips, werden Sie sehr viele Bakterien im Darm haben, die auf die Verarbeitung von Kohlenhydraten spezialisiert sind.

## Kohlenhydrat-fressende Bakterien

Diese Bakterienarten zählen zu den »schlechten« Darmmitbewohnern. Pathologische Darmbakterien ziehen wichtige Nährstoffe ab, zerstören Zellen der Darmwand und setzen Giftstoffe frei, die bis ins Blut gelangen. Das Immunsystem reagiert – mit Entzündungsreaktionen. Da sich die »schlechten« Darmbakterien jedoch gerne weiter vermehren möchten, senden sie Signale aus und fordern ständigen Kohlenhydratnachschub an.

Richtig gelesen: Ihr »Jieper« auf Zucker hat manchmal gar nichts zu tun mit Ihrem Blutzuckerspiegel, mit Ihren Hormonen oder Ihrem Gehirn. Dahinter stecken Ihre Mitbewohner aus dem Darm.

Steigen Sie aus diesem Kreislauf aus. Wie? Indem Sie auf Kohlenhydrate verzichten. So reduziert sich die Menge der »schlechten« Bakterien auf ein gesundes Maß. Wenn Sie dann noch die schädlichen Kohlenhydrate durch Gemüse ersetzen, steigt die Anzahl der »guten« Bakterien. Natürlich enthält auch Gemüse Kohlenhydrate, doch die Bakterien im Darm reagieren auf diese Carbs anders als auf die leeren Kohlenhydrate aus Brot, Pasta und Kuchen. Sie sind kein Problem.

## Viele Darmbakterien sind gut fürs Herz

Bei einer Analyse im Rahmen der Bogalusa-Herzstudie haben Wissenschaftler die Vielfalt der Darmbakterien bei unterschiedlichen Patientengruppen verglichen. Auf der einen Seite untersuchten sie die Darmbakterien der 55 Probanden mit den höchsten Risikofaktoren für eine Herz-Kreislauf-Erkrankung und auf der anderen Seite die Bakterien der 57 Studienteilnehmer mit den wenigsten Risikofaktoren. Dabei stellten sie einen signifikanten Unterschied fest: Die Personen mit den geringsten Risikofaktoren wiesen die größte Vielfalt an Bakterienarten auf.[20] Heißt für Sie: Viele verschiedene Darmbakterien – starkes Herz!

Bei gesunden Menschen lebt eine größere Vielfalt an Bakterien im Darm als bei Kranken. Champions sind jedoch Naturvölker, die noch als Jäger und Sammler leben, wie beispielsweise die Hadza in Tansania. Sie verfügen über ein viel breiteres Mikrobiom als Menschen aus den Industrienationen. Und siehe da: Bei diesem Stamm sind chronische Erkrankungen praktisch unbekannt.

Die kleinen Darm-Mitbewohner bilden B- und K-Vitamine, Eiweißstoffe und Fettsäuren, die nicht oder nur unzureichend in den Lebensmitteln vorkommen. Der Körper braucht diese Stoffe jedoch dringend. Bekommt er genug, bleibt er gesund.

Übrigens war in der Evolution Klopapier nicht vorgesehen. Es ist erst dazu gekommen, als unsere Verdauung schlechter wurde. Genetisch korrekter Stuhlgang kommt sauber zum Abschluss, das macht Toilettenpapier überflüssig.

Neben den Lebensmitteln beeinflusst körperliche Bewegung die Zusammensetzung der Darmbakterien positiv. Durch das Laufen vermehren sich die »guten« Bakterien, die Verdauung wird besser. Das ist einer der Gründe, warum Laufen insgesamt den Gesundheitszustand verbessert.

## Medikamente sind problematisch

Viele Medikamente hingegen schädigen das Mikrobiom. Antibiotika sind seit langem bekannt dafür, dass sie nicht nur die Bakterien töten, die etwa zu einer Lungen- oder Blasenentzündung geführt haben, sondern auch die Bakterien im Darm. Doch nun wird auch die Wirkung vieler anderer Arzneimittel auf den Darm untersucht. In einem Artikel in der Märzausgabe 2018 des renommierten Wissenschaftsjournals *Nature* war zu lesen, dass ein Viertel von 835 getesteten Medikamenten das Wachstum von Darmbakterien behindere. Überprüft wurden gängige Mittel, die bei Herz-Kreislauf-Beschwerden, bei Diabetes, bei Schmerzen, bei neuronalen oder hormonellen Veränderungen usw. verabreicht werden. Die Auswahl umfasste ganz unterschiedliche Pharmaka. Querbeet sozusagen – die negativen Auswirkungen auf den Darm wurden dann ebenfalls querbeet gefunden. Das überraschte die Wissenschaftler selbst, da bislang bei keinem der Arzneistoffe die Auswirkungen auf den Darm bekannt waren.[21]

## Schlechte Bakterien erschweren das Abnehmen

Es gibt Bakterien, die Kohlenhydrate besonders effizient in Einfachzucker umwandeln. Übergewichtige haben mehr von ihnen als Normalgewichtige. Die Einfachzucker werden später in Fette umgewandelt und als Körperfett an Bauch oder Hüfte eingelagert. Dick macht dick. Doch es gibt einen Ausweg: Der Verzicht auf Kohlenhydrate reduziert die Einfachzucker-produzierenden Bakterien auf ein gesundes Maß.

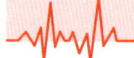 

# Ist Ihr Darm gesund?

Drückt und zwickt Ihr Bauch regelmäßig? | j | n

Findet während des Stuhlgangs gleichzeitig Entgasung statt? | j | n

Haben Sie Blähungen? | j | n

Macht Ihr Darm Geräusche? | j | n

Riecht Ihr Stuhl unangenehm? | j | n

Ist Ihr Stuhl sehr weich oder sehr hart? | j | n

Haben Sie nur jeden zweiten Tag Stuhl, oder liegen noch längere Zeiträume zwischen zwei Stuhlgängen? | j | n

Haben Sie mehr als dreimal am Tag Stuhlgang? | j | n

Benötigen Sie viel Toilettenpapier? | j | n

Wenn Sie ein oder mehrere Punkte mit Ja beantwortet haben, ist Ihr Darm möglicherweise nicht ganz gesund. Bei geringen Abweichungen vom Normalzustand reicht eine Ernährungsumstellung. Besonders wirksam ist der Verzicht auf Zucker und andere Kohlenhydrate sowie Gluten. Zusätzlich sollten Sie sehr viel Gemüse essen. Wenn Sie es vertragen, ist rohes Gemüse besonders gesund.

Ist es um Ihren Darm etwas schlimmer bestellt, können Darmbakterien und auch Ballaststoffe in Pulverform eine Anschubhilfe sein. Auf Dauer garantieren jedoch nur eine genetisch korrekte Kost und viel Bewegung ein gesundes Leben im Darm.

## Darmbakterien richtig anwenden

Probiotika, so heißen die Darmbakterien, die Sie in der Apotheke kaufen können, helfen vor allem nach einer Antibiotikabehandlung oder nach der Einnahme anderer Medikamente, die das Mikrobiom durcheinandergebracht haben. Die Bakterien helfen bei der Neubesiedelung des Darms.

Personen, die keinen Blinddarm mehr haben, sollten besonders achtsam ihre Verdauung nach einer Magen-Darm-Infektion beobachten. Während des Infektes wird alles hinausgespült, was geht, somit sollen die krankmachenden Bakterien verschwinden. Viele gute Bakterien gehen jedoch ebenfalls verloren. Normalerweise würde danach der Darm neu besiedelt, und zwar mit Bakterien, die sich in den Blinddarm zurückgezogen hatten. Es ist ihr großer Auftritt. Bei fehlendem Blinddarm fehlt leider auch die körpereigene Notfallreserve an Bakterien.

Darmbakterien sollten nur für einen begrenzten Zeitraum eingenommen werden, denn sie sind eher Monokulturen als ökologische Vielfalt. Die vielen verschiedenen Arten, die Sie brauchen, bekommen Sie nur durch eine genetisch korrekte Kost, nicht durch irgendwelche Milchsäurebakterien aus Tütchen. Wenn Darmbakterien in zu hohem Maß oder zu lange eingenommen werden, vermehren sie sich zu stark. Das bringt das Gleichgewicht ebenfalls durcheinander.

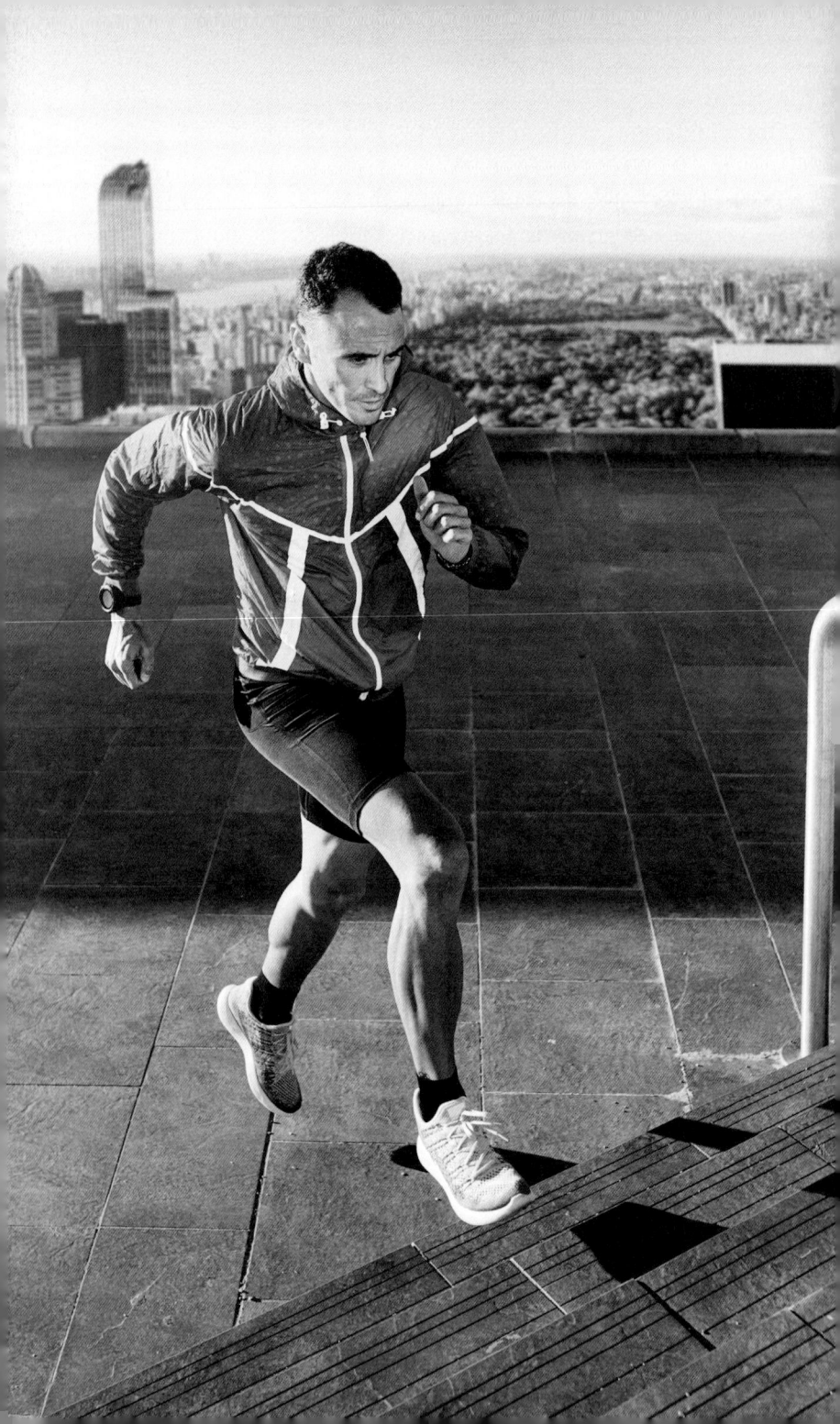

# Warum Ihr Herz Bewegung liebt

*Übergewicht und Bewegungsmangel machen Ihr Herz schlapp. Und mehr noch: Es wird messbar kleiner. Messbar schlechter durchblutet. Wenn sich Ihr Herz nicht anstrengen darf, verliert es irgendwann seinen natürlichen Rhythmus. Ihre Adern verstopfen. Schon nach zehn Stufen geraten Sie ins Schwitzen und Schnaufen. Und dann legen Sie sich auf den OP-Tisch, um sich den Bypass legen zu lassen? Muss doch nicht sein!*

# Ihr Herz will Sport

Ihr Herz ist ein Muskel, und ein Muskel bleibt jung und fit, wenn man ihn trainiert. Übrigens gilt: Faul und dünn ist schlechter als fit und etwas dicklich. Leicht Übergewichtige, die körperlich aktiv sind, haben ein niedrigeres Herz-Kreislauf-Risiko als schlanke, die körperlich inaktiv sind. Natürlich ist schlank und fit jedoch der beste Schutz fürs Herz.

Jedes Jahr erleiden in Deutschland 500 000 Menschen einen Herzinfarkt. 208 000 starben im Jahr 2014 daran, die meisten von ihnen waren Frauen. Aber die Zahlen werden künftig drastisch steigen. Könnte man sich alles sparen. Durch regelmäßige Bewegung und No Carb. So können Sie das Risiko, eine koronare Herzkrankheit zu erleiden, um 90 Prozent senken. Das Risiko eines plötzlichen Herztodes reduziert sich um 60 Prozent.

Der Herzinfarkt ist zu 90 Prozent selbst gemacht. Bewegungsmangel gehört zu den schwerwiegendsten Risikofaktoren. Bewegung senkt Stresshormone und die Blutfette (Triglyceride) und verhindert, dass sich Ablagerungen an den Gefäßwänden bilden.

Regelmäßiges Training macht das Herz kräftiger. Die Herzwände sind muskulöser und leistungsfähiger, die Herzhöhlen können mehr Blut aufnehmen, und das Herz pumpt es voller Kraft in den Blutkreislauf. Sportler können sich ihre Bypässe selbst »basteln«. Denn besonders durch Ausdauersport bilden sich neue Blutgefäße nicht nur direkt am Herz, sondern auch in der Skelettmuskulatur und im Gehirn. Bewegung macht die Gefäße weiter. Und das Herz baut sich kleine Umgehungsadern um Verengungen. Ausdauertraining hilft sogar Patienten mit einer leichten chronischen Herzschwäche. Früher sagte man solchen Patienten: »Schonen Sie sich.« Heute weiß man dagegen: Nichtstun macht sie nur noch kränker.

Stress schadet dem Gefäßsystem, das weiß jeder. Aber wer sich fit hält, der kann die negativen Folgen von Stress offenbar auffangen.

Studien zeigen: Sportliche Frauen haben unter Stress einen niedrigeren Blutdruck als Frauen, die sich wenig bewegen.

**PRAXISTIPP**

## *So machen Sie Ihr Herz fit*

- Mit der Sportart Ihrer Wahl. Egal, ob Sie laufen, walken, nordic walken, inlineskaten, schwimmen, Rad fahren oder auf dem Minitrampolin hüpfen – all das stärkt Ihr Herz und beugt dem Infarkt vor. Hauptsache, Sie bleiben dran, denn nur das dauerhafte Training hilft langfristig.
- … und der angemessenen Dosierung. Wer jahrzehntelang keinen Sport getrieben hat, kann nicht in zwei Monaten alles wettmachen. Das Allerschlimmste wäre, sich einer durchtrainierten Laufgruppe anzuschliessen. Nach 40 Minuten keuchend und mit hochrotem Kopf nach Hause zu kommen. Völlig überfordert, ohne Glücksgefühl. Das kann sogar gefährlich sein. Und man fragt sich schnell: Warum schinde ich mich? Mir geht es doch nur schlechter. Wichtig ist, anfangs das Training langsam, locker und lächelnd anzugehen …
- … mit dem richtigen Puls. Den sollten Sie während des Trainings immer im Auge behalten: den Trainingspuls (mehr dazu bei Tipp 56). Ihr Herz darf auf keinen Fall zu schnell schlagen. Nur dann wird es jünger, werden seine Herzkranzgefäße dicker, züchtet es sich mehr kleine Blutgefäße.

Die statistisch höchste Gefahr für einen plötzlichen Herztod haben die über 40-jährigen männlichen Sporteinsteiger mit mindestens zwei der folgenden Risikofaktoren: Rauchen, Bluthochdruck, erhöhte Entzündungswerte, hohe Triglycerid- und niedrige HDL-Werte oder Zuckerkrankheit. Das Herzinfarktrisiko kann man mit einem Gesundheitscheck abschätzen lassen. Der wird von einigen Haus- und Sportärzten angeboten und zum Teil von den Krankenkassen bezahlt.

# Schenken Sie Ihrem Herz 2500 kcal – indem Sie sie verbrauchen!

Durch Training kümmern Sie sich nicht nur um Ihren Bizeps, um Ihren Waschbrettbauch, um straffe Problemzonen – Sie kümmern sich vor allem um Ihren Lebensmotor.

**Das Herz will Ausdauertraining:** Ausdauertraining heißt so, weil Sie ausdauernd, nämlich mindestens 20 Minuten, mindestens ein Drittel Ihrer Muskulatur einsetzen. Sie trainieren bei 60 bis 70 Prozent der maximalen Herzfrequenz. Ausdauersportarten: Laufen, Walken, Nordic Walken, Radfahren, Schwimmen, Rudern, Skilanglaufen, Aquajogging, Inlineskating, Trampolinspringen.

**Das gewinnt das trainierte Herz:** Das trainierte Herz ist größer und kräftiger. Es arbeitet ökonomischer. Es schickt pro Minute mit weniger Schlägen die gleiche Menge Blut in den Kreislauf. Und bringt bei Belastung eine höhere Leistung. Während der Besitzer des untrainierten Herzens ab der zehnten Treppenstufe keucht, ist der mit dem trainierten Herzen im vierten Stock. Ein trainiertes Herz hat mehr Kapillaren (kleinste Verästelungen von Arterien), die das umliegende Gewebe mit Sauerstoff versorgen.

**Beweg dich, steht in den Genen:** Jahrmillionen war der Mensch täglich zehn bis zwölf Stunden in Bewegung. Heute grade mal 20 bis 30 Minuten. Im Schnitt läuft ein Erwachsener einen Kilometer am Tag. Kinder laufen ganz natürlich zwölf. Solange man ihrer Energie nicht mit Smartphone und Computer den Stecker zieht.

**So viel Training will das Herz:** Ganz einfach können Sie Ihren täglichen Kalorienverbrauch erhöhen, indem Sie mehr Treppen steigen, häufiger die Füße benutzen oder das Rad statt des Autos, auch mal gärtnern und handwerkeln. 2500 weitere Kalorien pro Woche sollten einem gezielten Ausdauertraining zum Opfer fallen. Und 3000 bringen noch mehr.

# 54

## Bringen Sie Ihr Herz auf Trab

Es war einmal eine Zeit, da bewegte sich die Nahrung. Und der Mensch tat es auch. Er jagte hinter dem Wild her. Und dann, vor 10 000 Jahren, kam es zur Agrarrevolution. Und der Mensch baute Korn an und hütete Schafe, wurde zu dem, was er jetzt ist: sesshaft. Heute sitzt er und sitzt und sitzt. Und darum hat der Mensch heute ein Büroherz. Klein, schmächtig, anfällig. Knochenfunde aus der Zeit vor dieser Agrarrevolution zeigen: Jäger und Sammler waren große, stattliche Menschen, die weder Karies kannten noch Osteoporose. Dass sie auch keinen Herzinfarkt kannten, ist mehr als wahrscheinlich. Weil es heute noch Jäger- und Sammlergesellschaften gibt. Über 220 dieser Stämme untersuchten US-Wissenschaftler der Colorado State University. Ergebnis: Sie haben große, gesunde Herzen.

Was hat man Ihnen erzählt? Ein Sportlerherz ist zu groß, ja krankhaft verändert. Ich sage Ihnen: Ein Büroherz ist zu klein. Krankhaft verändert. Muss man nur vergleichen mit dem Herzgewicht eines wilden Tieres, in Relation zu seinem Körper. Jedes wilde Tier hat ein größeres Herz. Solange es wild lebt. Im Zoo wird sein Herz klein, schmächtig, anfällig. Wie unseres im Bürostuhl. Ich sage Ihnen: Ein Sportlerherz hat die normale, naturgewollte Größe.

Für ein großes, starkes Herz wäre es am besten, Sie jagten Ihren Braten tagtäglich über 10, 20, ja 40 Kilometer hinweg. Ist heute nicht mehr üblich – unser Körper verlangt trotzdem danach. Also brauchen wir eine Ersatzaktivität. 30 Minuten laufen! Täglich! So lassen Sie Ihr Herz wachsen, zumindest etwas. Wollen Sie es noch größer und stärker, dann laufen Sie einfach täglich eine Stunde. (Die Zeit haben Sie, wenn Sie Netflix ausschalten.)

Regelmäßiges Training vergrößert Ihr Herz. Es ist kräftiger, die Herzwände sind dicker und leistungsfähiger, die Herzhöhlen nehmen an Volumen zu. Ein Sportlerherz lebt länger. Es pumpt in Ruhe genauso viel Blut in den Kreislauf, nämlich fünf Liter. Muss dafür aber nur 50-mal schlagen statt 70-mal. Das heißt: Ein niedrigerer Ruhepuls erspart unserer Pumpe zehn Millionen Schläge im Jahr. Das verlängert summa summarum die Lebensdauergarantie um ein Drittel

Die Herzkammern des Sportlerherzens fassen mehr Blut, weil sie größer sind. Also statt 800 Milliliter bis zu 1700 Milliliter. Das bedeutet, wenn Sie eine Treppe steigen oder trainieren, schickt Ihr Herz mehr Blut in den Kreislauf. 40 statt 20 Liter. Angefüllt mit Sauerstoff. Von dieser Sauerstoffflut profitiert jede einzelne Zelle – jeder Nerv, jedes Organ, jede Gehirnzelle arbeitet besser. Das Sportlerherz hält bei jedem Schlag mehr Blut für sich zurück, ernährt sich selbst besser. Es bilden sich mehr kleine Blutgefäße (Kapillaren), durch die das Herz besser mit Sauerstoff und Nährstoffen versorgt wird. Der untrainierte Herzmuskel hat ein um 70 Prozent erhöhtes Risiko, einen Infarkt zu erleiden. Und der nach einem Infarkt trainierte Herzmuskel reduziert die Wahrscheinlichkeit eines neuen Infarktes um 27 bis 89 Prozent (je nach Studie).

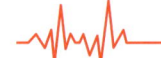 **PRAXISTIPP**

## *Sportlerherzen macht man ...*

- Mit etwas Anfangsdisziplin. Wenn Sie sich jahrelang nicht viel bewegt haben, müssen Sie sich wahrscheinlich zu Beginn täglich zum Sport überwinden. Für die meisten wird es nach drei Monaten leichter, so lange brauchen Geist und Körper häufig, um Neues zur Gewohnheit werden zu lassen.
- Mit dem Bewegungsreflex. Nun züchten Sie sich einen Bewegungsreflex. Das tun Sie, indem Sie diese Sportart am besten täglich zur gleichen Zeit in Ihr Leben einbauen. Indem Sie zum Beispiel jeden Morgen eine halbe Stunde laufen und das drei Monate durchhalten, wird Ihnen etwas fehlen, wenn Sie einen Tag nicht laufen gehen. Dann haben Sie es geschafft! Dann müssen Sie sich nicht mehr bewegen, sondern Sie wollen es. Ein himmelweiter Unterschied.

# 55

## Legen Sie sich den Bypass selbst

Was ist ein Bypass? Eine ziemlich kompliziert aus einer Arm- oder Beinvene herausgenommene und in Ihr Herz geflickte Umleitung. Warum man die braucht? Hat man ein oder mehrere verstopfte Herzkranzgefäße, fließt zu wenig Blut durch. Dann tut das Herz weh, vor allem bei Belastung. Verklumpt das Blut irgendwo und bleibt in so einer verengten Stelle hängen, ist der Infarkt da. Oder Plaque reißt auf, das Immunsystem reagiert, stopft die offene Stelle mit Blutplättchen zu, manchmal so sehr, dass kein Blut mehr hindurchfließen kann – Herzinfarkt. Das verhindern die Herzchirurgen mit einem Bypass, einer Umgehungsstraße für das Blut.

Vor einer Bypassoperation spürt der Arzt mit dem Herzkatheder solche Engstellen auf. Dazu wird ein dünner und biegsamer Plastikschlauch, meistens von der Leistenregion aus, durch ein Blutgefäß bis in die Herzgegend geschoben. Durch den Schlauch wird ein Kontrastmittel in die Blutbahnen gespritzt, womit bei der anschließenden Röntgenuntersuchung die Gefäße besser sichtbar werden. Werden auf dem Röntgenbild mehrere stark verengte Stellen sichtbar, wird operiert. Werden die Bypässe gelegt. Das dauert mehrere Stunden. Der Brustkorb wird mit einem Schnitt durch das Brustbein geöffnet. Aus dem Bein entnimmt der Chirurg Venen, teilt sie in die nötigen Stücke und näht jeweils das eine Ende an die Aorta, die Hauptschlagader. Und das andere Ende befestigt er hinter der Engstelle am Herzkranzgefäß. Nun hat das Blut eine (meist mehrere) neue Umgehungsstraße. Und dem Menschen geht es wieder so richtig gut. Viel besser als vorher. Nur, wie lange? Nun hat so ein Bypass an sich ein ziemlich langes Mindesthaltbarkeitsdatum. Über zehn Jahre. Wenn sein Träger alle Risikofaktoren ausschaltet. Wenn. Vor allem, wenn er sich bewegt und wenn er alle Kohlenhydrate streicht, denn dann verstopfen die neuen Umgehungsstraßen nicht wieder.

Tja. Hätte er sich vorher schon bewegt, das heißt tägliches Laufen, mindestens 30 Minuten, bräuchte er wahrscheinlich keinen Bypass.

## Training heilt

Das Herz ist ein wunderbares Organ. Wirklich und wahrhaftig ein Wunder. Es kann sich seine Bypässe selbst basteln. Und es kann kleine Umgehungsadern um Verengungen bauen. Und sogar die Herzgefäße weiter machen, so dass erst gar keine Verengung auftritt.

Auch schwache Herzen können trainieren – am besten per Intervall. Hier möchte ich den Ernährungsmediziner Prof. Dr. med. Aloys Berg von der Universitätsklinik Freiburg zitieren. Er wurde von der Deutschen Herzstiftung gefragt: »Es gibt Patienten, die nur mühsam laufen können, weil ihre Herzleistung zu gering ist. Was raten Sie denen?« »Es gibt für diese Patienten das Intervalltraining. Früher hat man diese Patienten vor jeder körperlichen Aktivität gewarnt, heute werden sie zu einer ganz kurzen Belastung geführt. Die Belastungszeiten liegen bei 30 Sekunden, haben aber eine relativ hohe Intensität. Nach jeder Belastungsphase wird jeweils eine Pause von 60 Sekunden eingelegt. Die Herzfrequenz steigt bei dieser Belastung nicht oder kaum an. Die Umstellung in der Muskulatur und in den Gefäßen führt dazu, dass das Herz entlastet wird und ökonomischer arbeitet. Es gibt Beispiele dafür, dass Patienten, die für eine Herztransplantation anstanden, über ein solches Trainingsprogramm die Wartezeiten deutlich haben verlängern können bzw. im Einzelfall sogar von der OP-Liste heruntergekommen sind.«

Training heilt! Das finde ich sensationell. Laufen statt Herztransplantation. Was wäre Ihnen lieber? Ein neues Herz oder langsam loslaufen? Was meinen Sie, wie viele Bypass-OPs das Intervalltraining Deutschland ersparen könnte?

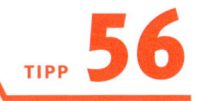

**TIPP**

# Trainieren Sie mit dem Herzschutzpuls

Die Pulsuhr ist ein Wunderwerk. Meine erste bekam ich 1989. Damals erschien es mir unglaublich, dass man ständig seinen eigenen Puls sehen könne. Ist Ihnen allen heute selbstverständlich. Viele von Ihnen tragen längst Smart-Watches, die den Pulsschlag kontinuierlich aufzeichnen und auswerten. Eine interessante Entwicklung – nicht zuletzt für Herzpatienten und ihre Ärzte.

Eine Pulsuhr misst, wie ein EKG, permanent während der Belastung Ihren Puls. So können Sie Ihr Tempo optimal dosieren, Überlastungen vermeiden und Ihr Herz so schützen. Sie schnallen einfach einen Brustgurt um, der der Uhr am Handgelenk signalisiert, wie schnell Ihr Herz schlägt. Der richtige Puls garantiert, dass Sie so laufen, dass nicht mehr als 2,5–3,5 Millimol Laktat (Milchsäure) pro Liter Blut entstehen. Zu Beginn wird Ihnen die Pulsuhr wahrscheinlich fast immer anzeigen: Ehrgeiz runterschrauben. Puls zu hoch. Dann, nach der Gewöhnungsphase an den richtigen Puls, laufen Sie nämlich dem Herzinfarkt und dem Schnupfen und der Depression und dem Krebs davon. Tun die anderen nicht. Die meisten Freizeitläufer trainieren bei einem zu hohen Puls, bei einem Laktatwert von 4,9 und höher und überfordern sich, sagt Herbert Steffny. Der muss es wissen. Der Diplom-Biologe siegte zwischen 1985 und 1996 bei Marathonläufen in Frankfurt, München, Pittsburgh und Boston.

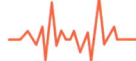  **PRAXISTIPP**

## *Langsam anfangen*

- Wenn Sie stark übergewichtig sind oder keine Ausdauer haben, der Puls zu schnell zu steil hochgeht, dann walken Sie erst. Am besten mit Nordic-Walking-Stöcken. Nordic Walking ist ein faszinierender, unvergleichlich wirkungsvoller Sport.

- Wenn Sie genügend Kilos verloren haben (Normalgewicht! BMI 18,5 bis 25) und sich fitter fühlen, können Sie mit dem Laufen anfangen.

## Bei welchem Puls soll man nun trainieren?

**Gesundheitspuls:** Wenn Sie nicht fit sind und vielleicht sogar schon Probleme mit dem Herzen haben, dann bei einem ganz niedrigen Gesundheitspuls. Den Sie ganz selbstverständlich durch eine Laktatmessung mit dem Sportmediziner feststellen. Sie dürfen sich nicht zu viel anstrengen – aber auch nicht zu wenig. Man verbrennt immer ein bisschen Fett unterhalb der anaeroben Schwelle – also der Schwelle, wo dem Muskel der Sauerstoff ausgeht und er Zucker verbrennt und dadurch Laktat entsteht.

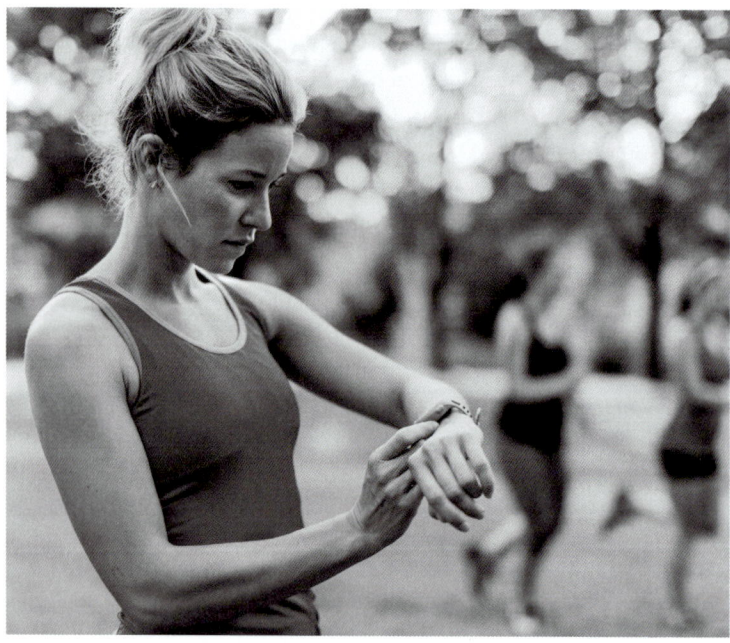

Je nachdem, wie schlapp oder fit Sie sind, gerät der Muskel schneller oder langsamer in die Sauerstoffnot, produziert durch das Umschalten von aeroben auf anaeroben Stoffwechsel mehr oder weniger Laktat.

Der Sportmediziner hat Laktatzahlen dafür:

- Anfänger trainieren in einem Laktatbereich von 3–4 mmol/l
- Fortgeschrittene bei 2,5–3,5 mmol/l
- Könner bei 2,0–3,0 mmol/l
- Deutsche Meister bei 1,5–2,0 mmol/l.

**Formelpuls**: Wenn Sie relativ gesund sind, Fett abbauen wollen, Ihrem Herzen zuliebe, dann dürfen Sie natürlich härter trainieren. Berechnen Sie ruhig mal Ihren Trainingspuls mit der Formel, die von Karvonen et al. (1957) und von Lagerstrom/Graf (1986) entwickelt wurde und immer noch im Einsatz ist:

**Trainingsherzfrequenz = (220 – ¾ LA-RHF) x X + RHF**

LA ist Ihr Lebensalter,
RHF der Ruhepuls,
X der Trainingszustand.
Untrainierte: X = 0,60
Mäßig Trainierte: X = 0,60–0,65
Mittelmäßig Fitte: X = 0,65–0,70
Trainierte: X = 0,70–0,75
Leistungsausdauersportler: X = 0,75–0,80

Ein Rechenbeispiel: Sie sind ein 40-jähriger Untrainierter (X = 0,6), Ihr Ruhepuls beträgt 72. Dann berechnen Sie erst einmal den Wert in der Klammer (runden Sie die Stellen nach dem Komma immer auf oder ab), und erinnern Sie sich dabei an die alte Schulregel: Punkt vor Strich.

Trainingsherzfrequenz = (220 – ¾ x 40 – 72) x 0,6 + 72 =118 x 0,6 + 72 = 71 + 72 = 143

Nach zwei bis drei Wochen Walken oder Laufen gehören Sie sicher schon zu den mäßig Trainierten und berechnen die gleiche Formel noch einmal mit 0,6 und 0,65 – und dem vielleicht schon niedrigeren Ruhepuls von 68. Mit dem Training bekommen Sie nämlich einen niedrigeren Ruhepuls. Ihr Herz schlägt langsamer für ein längeres Leben. Daraus ergibt sich folgender Trainingsbereich:

Trainingsherzfrequenz = (220 – 30 – 68) x 0,6 + 68 = 141 bis
Trainingsherzfrequenz = (220 – 30 – 68) x 0,65 + 68 = 147

In diesem Bereich sollten Sie sich bewegen. Geht Ihnen aber bei 146, 147 die Luft aus, dann schalten Sie einen Gang runter.

**Grenzpuls**: Der Grenzpuls ist etwas für Fortgeschrittene. Denn der richtige Pulsbereich lässt sich eigentlich mit keiner Zahl beschreiben, sondern ist eher ein Gefühl. Werden Sie von mir immer hören. Eine Zahl nämlich kann trügen. Die mag ja heute stimmen … Aber nächste Woche? Ein Gefühl aber erkennen Sie immer wieder. Dieser richtige Puls, der gefühlte Grenzpuls ist der »Gerade-noch-Wohlfühl-Puls«. Ist also der Puls, bei dem Sie sich nach 30 Minuten Laufen gerade noch wohlfühlen. Wohlgemerkt: Nicht der »Wohlfühlpuls«! Den haben Sie vor dem Fernseher.

Am besten, Sie kennen den Pulswert, den Sie während des Trainings niemals überschreiten dürfen: Ihren individuellen Schwellenpuls. Mit der Zeit stellt sich das Pulsgefühl ein.

**TIPP 57**

# Senken Sie den Ruhepuls

Pausenlos schlägt Ihr Herz für Sie. Zeit, dass Sie ihm die Arbeit erleichtern – indem Sie etwas tun. Wenn Sie nichts tun, es schonen, dann machen Sie Ihrem Herzen nämlich die Arbeit schwer. Paradox, was? Das Herz eines Radsportprofis schlägt 36-mal in Ruhe. Ihres? Gleich mal testen. Ruhig hinsetzen, Mittelfinger an die Halsschlagader, 15 Sekunden auf den Sekundenzeiger gucken, Puls zählen. Mal vier rechnen. Na, 80-, 90-mal? Das Herz eines Bewegungsmuffels muss pro Tag etwa 30 000-mal mehr schlagen als das Herz eines Menschen, der Ausdauersport betreibt. Und das Fatalste: Wenn sich das Bewegungsmuffelherz anstrengt – Sie wissen schon, die Stufen hoch, dem Bus hinterher –, dann schlägt es um einige Takte schneller als das trainierte Herz.

## Tiefer Ruhepuls = niedriges Infarktrisiko

Schon ein mäßig beschleunigter Puls ist ein Risikofaktor für plötzlichen Herztod und Infarkt. Französische Forscher fanden heraus: Schon vier Schläge pro Minute mehr erhöhen das Herzinfarktrisiko. Einen höheren Ruhepuls haben Menschen, die viel Alkohol trinken. Weil Alkohol für den Körper ein Stressor ist. Nicht, wie viele meinen, ein Beruhigungsmittel.

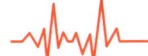 **PRAXISTIPP**

### *Puls beruhigen*

- Bewegen Sie sich täglich. 30 Minuten. Nach schon sechs Wochen Training sinkt der Ruhepuls meistens.

## Erhöhen Sie Ihren VO2max

Es ist das, was in Wahrheit zählt. Die ultimative Messgröße für Jugend, Fitness und Gesundheit. Herzgesundheit. Denn VO2 ist die Sauerstofftransportkapazität Ihres Blutes. Und Sauerstoff ist Ihr Jungbrunnen. Sauerstoff weckt den Geist, lässt den Körper Höchstleistungen vollbringen, macht hellwach, vital und jung. VO2 zeigt, wie viele Sauerstoffmoleküle über die Lunge von dort in den Blutbahnen zur Zelle kommen – wenn Sie ganz ruhig im Sessel sitzen. Und die Menge VO2max verbraucht Ihr Körper, wenn Sie gerade Marathon laufen – an die Grenzen Ihrer Belastbarkeit gehen. Je größer VO2max, desto jünger, desto leistungsfähiger sind Sie – und Ihr Herz.

VO2max ist die Summe von vielen Einzelfaktoren. Es beginnt mit der Größe der Lunge. Jemand, der viel sitzt, wie zum Beispiel ein Arzt, hat 72 Prozent (vom Normwert, der von Körpergröße und Alter abhängt), ein Hobbysportler hat 120 Prozent, und Ausdauersportler haben 140 bis 160 Prozent. Also pro Sekunde kommt mehr Luft an die Lungenbläschen. Sauerstoff diffundiert dann in das Kapillarblut, wird vom Hämoglobin, dem roten Blutfarbstoff, gespeichert und zu den Organen transportiert. In der Zelle, zum Beispiel der Herzzelle, übernimmt dann das Myoglobin den Sauerstoff. Und dann wird dieser zu den Kraftwerken der Zelle, zu den Mitochondrien, geschafft. Je mehr Hämoglobin, je mehr Myoglobin, je mehr Mitochondrien, desto besser, desto höher Ihr VO2max. Desto besser wird der Sauerstoff genutzt. Und je mehr Sauerstoff in den Mitochondrien verbraucht wird, desto mehr akzeptiert der Körper Nachschub aus dem Mund. Und das kann man messen. Dieser Nachschub wird in einer Maske gemessen, die Sie während einer Spiroergometrie beim Arzt oder in einem Zentrum für Sportmedizin tragen. Der VO2max hängt von Ihrem Training ab, ist nicht gottgegeben. Wer länger leben will sollte neben dem Beten das Trainieren nicht vergessen.

## Ein hoher VO2max heißt lange leben

Also VO2max sagt aus, wie viel von dem angebotenen Sauerstoff Ihr Körper nutzen kann, wie ökonomisch er mit dem lebensnotwendigen Gas haushaltet. Wie jugendlich, kräftig, gut durchblutet Ihr Herz ist.

VO2max nimmt im Laufe des Lebens ab. Genauer: VO2max verringert sich mit jedem Geburtstag um ein Prozent. Ein Zeichen dafür, dass Herz- und Lungenmuskulatur mit dem Alter schlappmachen und damit die körperliche Leistungsfähigkeit abnimmt. So schafft ein älterer Marathonläufer nicht die gleichen Rekordzeiten wie ein junger Läufer.

Sie wollen nicht, dass Ihr Herz, Ihre Lunge älter werden als nötig, dass Ihnen der Sauerstoff knapp wird? Den VO2max kann man erhöhen. Wie? Ganz einfach. Mit Bewegung. Der US-Wissenschaftler Herbert DeVries ließ untrainierte ältere Menschen ein sechswöchiges Trainingsprogramm durchlaufen. Und siehe da: Der VO2max stieg auf das Niveau von 40 Jahre jüngeren, aber untrainierten Menschen. Sie können sich Ihren VO2max also erhöhen oder bis ins Alter erhalten, indem Sie sich täglich bewegen. Am besten gleich. Einfach loslaufen.

## Ausdauersport erhöht VO2max

Mit 60 hat ein Mann, der seine Ausdauer nicht trainiert, ein Drittel bis ein Viertel seines VO2max eingebüßt, eine untrainierte Frau verliert bis zum 60. Lebensjahr nur ein Viertel bis ein Fünftel ihrer Fitness. Verlieren müssen Sie fast gar nichts. Kann man dagegen antreten. Beispielsweise mit Hilfe von Laufschuhen.

Laufen Sie täglich 30 Minuten. Oder machen Sie ein anderes Ausdauertraining: Rad fahren, schwimmen, rudern, skaten, Seil- oder Minitrampolin springen.

Sie können Ihrem VO2max auch ein wenig nachhelfen. Mit Protein und Eisen. Das sind wichtige Bausteine für Hämoglobin und Myoglobin. Denn auch ein Mehr an Sauerstofftransportprotein macht fit, zeigt sich in guten VO2max-Werten.

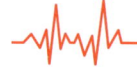 

## *VO2max messen lassen*

- Für die, die es ganz genau wissen wollen: Gehen Sie zum Arzt oder in ein sportmedizinisches Zentrum und lassen Sie per Spiroergometrie Ihren individuellen VO2max bestimmen.

- Werte zur Orientierung:
  - ♥ Untrainiert, in Ruhe: 150–300 ml/min
  - ♥ Untrainiert, bei Schwerstarbeit: 3000–4900 ml/min
  - ♥ Trainiert, in Ruhe: 330 ml/min
  - ♥ Trainiert, unter Belastung: 7000 ml/min

## VO2max zur Vorhersage für Krankheiten

Die American Heart Association riet in einer öffentlichen Erklärung im Jahr 2016 Ärzten, den VO2max genauso regelmäßig zu untersuchen wie Blutdruck und Puls. Der Fitness-Test ist ein guter Parameter zur Vorhersage für Krankheiten. Denn ein schlechter Trainingszustand erhöht signifikant das Risiko für Herz-Kreislauferkrankungen, für Krebs sowie der allgeneinen Sterblichkeit. Auf Grundlage der Ergebnisse der VO2max Untersuchung sollen Ärzte, laut der Veröffentlichung der American Heart Association, Patienten sportliche Aktivitäten empfehlen.

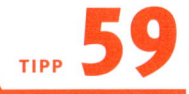

# HGH hält das Herz jung

Das Geheimnis der Junggebliebenen, der Sportskanonen. Aber auch Sie könnten davon profitieren, Ihr Herz wird Ihnen danken. Das Wachstumshormon, kurz HGH, brauchen Sie nicht nur in Ihrer Kindheit und Jugend zum tatsächlichen Wachsen, sondern bis zu Ihrem Tod. Mit Hilfe dieses wunderbaren Hormons wird Ihr gesamter Körper immer wieder runderneuert, werden neue Zellen für die Blutgefäße, für das Herz, für das Immunsystem gebildet. Sie können es mit einem Haus vergleichen: Wenn Sie einen Hausmeister beschäftigen, der sich ständig um die Instandhaltung Ihrer Wohnung oder Ihres Hauses kümmert, dann wird es auch nach 30 oder 40 Jahren gepflegt aussehen, und alles wird funktionieren. Stellen Sie keinen Hausmeister ein und haben Sie auch nicht selbst die Kapazität, Ihre Wohnung oder Ihr Haus regelmäßig instand zu setzen, leben Sie nach 40 Jahren in einer Bruchbude. Das Wachstumshormon ist so etwas wie der Hausmeister in Ihrem Körper. Wer viel Wachstumshormon hat, bleibt jung und gesund. Und auch wer das Ganze eine Zeit lang hat schleifen lassen, kann die körpereigene Wachstumshormonproduktion wieder ankurbeln, kann sich damit neue Zellen für sein Herz herstellen.

Wie viel Wachstumshormon Sie haben, liegt in Ihrer Hand, ist von Ihrem Lebensstil abhängig. Sie können es steigern mit einer proteinreichen Ernährung, mit den Mineralstoffen Zink und Magnesium, mit Krafttraining, mit ausreichendem Schlaf, mit Fasten und dem Verzicht auf Alkohol.

Wie viel Wachstumshormon Ihr Körper herstellen kann, hängt auch von Ihrer Versorgung mit Testosteron ab – das gilt auch für Frauen! Und von Ihrer Schilddrüsengesundheit. Sie sehen, der Körper ist komplex, alles hat immer einen Einfluss auf alles andere. Wer übrigens viel Wachstumshormon hat, der spürt fast keinen Hunger mehr. Noch so ein sinnvoller körpereigener Regelmechanismus.

Das Wachstumshormon beeinflusst auch direkt Ihr Körpergewicht. Haben Sie viel HGH, wandelt das Hormon eingelagertes Fett an Bauch oder Hüfte in Fettsäuren um, die anschließend von Muskelzellen als Energie genutzt werden können. Energie zum Muskelaufbau. Der dicke Bauch verwandelt sich durch HGH und Training in Muskelmasse. Und die Muskeln treiben wiederum die Synthese von HGH an. Eine Aufwärtsspirale, die sich lohnt.

**PRAXISTIPP**

### Wachstumshormon selbst herstellen

- Essen Sie viele Proteine. Vor allem Gelatine kurbelt die Produktion von Wachstumshormon an, da sie besonders viel von der Aminosäure Arginin enthält.
- Kümmern Sie sich um eine ausreichende Zufuhr an Zink und Magnesium.
- Machen Sie mehrmals wöchentlich Krafttraining, entweder zu Hause oder im Fitnessstudio.
- Schlafen Sie ausreichend. Vor allem sind die Tiefschlafphasen wichtig für die Ausschüttung des Wachstumshormons.
- Alkohol unterdrückt die nächtliche Ausschüttung des Wachstumshormons. Weg damit.
- Fasten Sie. Wenn Ihnen eine mehrtägige Fastenkur zu viel ist, kann auch schon intermediäres Fasten die Produktion von Wachstumshormon ankurbeln. Intermediäres Fasten bedeutet, dass Sie über einen längeren Zeitraum während eines Tages nichts essen, beispielsweise von 19:00 Uhr am Abend bis 11:00 Uhr am folgenden Tag.[22]

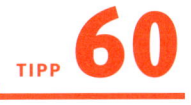

TIPP **60**

# Ab in die Sauna!

»Alt werden? Gesund bleiben? Den Frohsinn bewahren? Geh in die Sauna, dort findest du alles!«, sagt ein altes Sprichwort. Finnen schwitzen seit 2000 Jahren für die Gesundheit und brachten die trockene Hitze der Sauna zu uns. Japanische Wissenschaftler haben nachgewiesen: Herzinfarktrisikokandidaten, Diabetiker oder Patienten mit hohen Blutfettwerten konnten durch regelmäßiges Saunen ihre Gefäße regenerieren.

Bekannt ist mittlerweile auch, dass die thermischen Reize durch den Wechsel von Hitze und Abkühlung das Herz-Kreislauf-System trainieren und den Blutdruck senken. Saunieren ist wie ein passives Kreislauftraining. In der Hitze weiten sich die Gefäße, das beugt Durchblutungsstörungen vor und minimiert die Gefahr von Blutgerinnseln, die eine Thrombose auslösen können. Das Tauchbad oder die kalte Dusche danach lassen die Gefäße wieder zusammenziehen. Der Wechsel trainiert die Elastizität der Blutbahnen.

Regelmäßiges Saunen stärkt das Immunsystem, das Aufheizen und Abkühlen härtet ab. Studien zeigen: Die Zahl der Immunzellen steigt nach Besuch der Wärmeoase messbar. Zusätzlich werden durch das Schwitzen Giftstoffe ausgeschieden. Ein gutes Immunsystem und weniger Giftstoffe im Körper sind gut für das Herz.

Das Dampfbad regt ebenfalls die Durchblutung an, öffnet die Poren und reinigt sie. Feine Nebelschwaden dringen tief in die Lunge ein, das Dampfbad lindert Bronchitis, Asthma – und auch Hautleiden.

Jedoch sind Sauna und Dampfbad nicht etwas für jeden: Menschen mit starkem Bluthochdruck oder schwerer Herzerkrankung, mit Krampfadern oder rheumatischen Gelenkentzündungen, mit einer Überfunktion der Schilddrüse oder Augenerkrankungen sollten erst einmal mit ihrem Arzt sprechen. Wer einen akuten Erkältungsinfekt hat, sollte nicht in die Sauna gehen.

# Lockerer Nacken

Stress im Job führt zu Bluthochdruck. »Der Chef, der Termindruck und die langen Arbeitstage …!« Erzählen Sie mir jeden Tag. Die Wahrheit ist komplexer: Sie selbst drücken Ihren Blutdruck nach oben, unbewusst, mit Ihrem Nacken. Je mehr Sie den anspannen, desto höher der Blutdruck.

Der typisch verspannte Nacken des Schreibtischtäters treibt den Blutdruck in die Höhe, weil die Nackenmuskeln mit dem Teil des Gehirns verbunden sind, das Blutdruck, Atmung und Herzschlag steuert.

Chiropraktiker kennen diesen Zusammenhang: Sie konnten messen, wie der Blutdruck nach dem Einrenken des Nackens sinkt. Nur konnten sie nicht erklären, warum das so ist. Diese Wissenslücke haben Forscher aus Großbritannien nun geschlossen.

## Halsstarrig macht Bluthochdruck

Ein Team an der britischen University of Leeds unter der Leitung von Professor Jim Deuchars untersuchte die Nervenaktivität von Mäusen und Ratten. Dabei stießen sie auf Nervenzellen des Nackens, die Informationen zu einem speziellen Bereich des Gehirns übertrugen. Dieser Teil des Gehirns ist für die Steuerung des Körpers zuständig, in ihm werden unter anderem die Stärke und die Schnelligkeit des Herzschlages reguliert. Die Wissenschaftler konnten somit zeigen, dass sich ein verspannter Nacken auf die Herzaktivität auswirkt.[23]

Warum unser Körper den Blutdruck ausgerechnet über den Nacken steuert? Eigentlich logisch: Unser Steinzeitgehirn braucht eine gleichmäßige Versorgung mit Blut, ganz gleich, ob wir gerade Wurzeln ausgraben, ein Mammut jagen oder auf der Bärenhaut liegen. Da unsere Muskeln im Nacken beim Liegen signifikant anders belastet werden als im Sitzen oder im Stehen, eignen sie sich besonders gut, dem Gehirn Veränderungen der Haltung mitzuteilen. Die Nackenmuskulatur sammelt die nötigen Informationen, sendet sie an das Gehirn. Dieses gibt die Daten über das autonom arbeitende Nervensystem an das Herz weiter. Das weiß dann, wie schnell und wie stark es schlagen muss, damit genau die richtige Menge Blut im Gehirn ankommt.

## Digitales Zeitalter im Steinzeitkörper

Der menschliche Körper ist nicht dazu gemacht, Stunden vor dem Computer zu sitzen. Er taugt nicht für tägliche harte Arbeit auf dem Bau oder endlos Felder umzugraben und zu jäten. Der Mensch ist gemacht um zu laufen, sich hin und wieder kurz zu bücken, um auf Bäume zu klettern, Berge und Hügel zu besteigen und noch mehr zu laufen.

Damit kann unser Nacken umgehen. Auf stundenlanges Starren in einen Monitor mit chronisch angespanntem Nacken ist das System allerdings nicht vorbereitet. Es gerät aus dem Gleichgewicht und verlangt einen dauerhaft erhöhten Blutdruck. Das belastet die Blutgefäße. Mit erheblichen Folgen: koronare Herzkrankheiten, Herzschwäche, Herzinfarkt, Schlaganfall, Netzhautschäden, Nierenschäden, um nur einen kleinen Einblick zu geben.

Natürlich ist es schwer, heute ein Steinzeitleben zu führen. Daher müssen wir uns künstlich Abhilfe schaffen, mit Ausdauersport sowie mit Kraft- und Dehnübungen, am besten draußen an der frischen Luft und unter der Sonne.

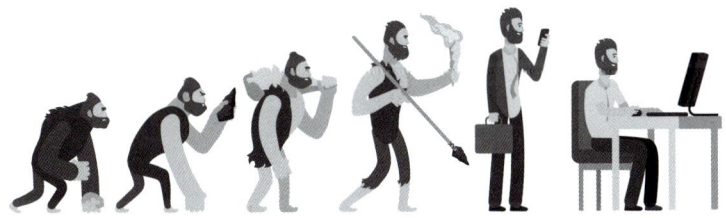

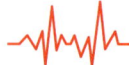 

## *Drei Übungen für einen entspannten Nacken*

### Der Formel-1-Reflex

- Ausatmen und Schultern fallen lassen – der Formel-1-Reflex: Diese Übung können Sie immer und überall durchführen, selbst in einer Besprechung, während eines Vortrages oder wenn Sie handwerklich tätig sind. Die Übung ist umso effektiver, wenn sie mehrmals hintereinander gemacht wird.

### Dehnung der seitlichen Halsmuskulatur

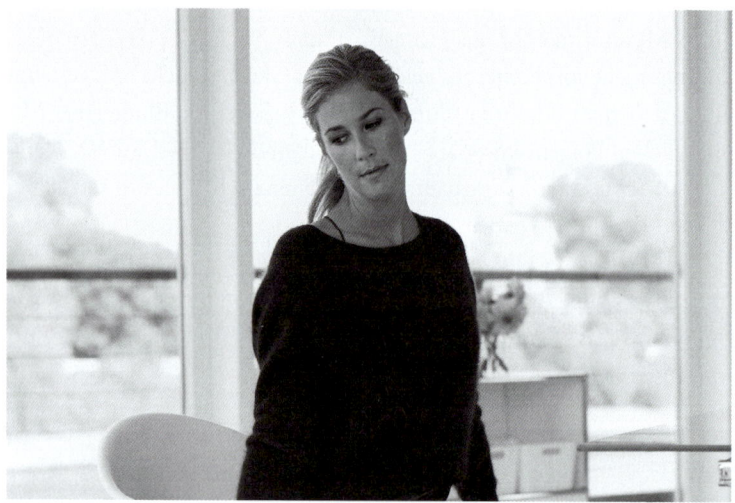

- ♥ Nehmen Sie eine aufrechte Haltung im Sitzen oder Stehen ein.
- ♥ Neigen Sie den Kopf langsam zu einer Seite und ziehen Sie den Arm der gegenüberliegenden Seite gestreckt nach unten, heben Sie Ihre Hand an und drücken Sie den Handballen nach unten.

♥ Jetzt sollte es in der seitlichen Nackenmuskulatur ziehen. Halten Sie diese Position ca. fünf bis zehn Sekunden und atmen Sie dabei ruhig.

♥ Kommen Sie langsam zurück zur Ausgangsposition.

♥ Wiederholen Sie die Übung, jedoch bewegen Sie nun Ihren Kopf etwas weiter nach vorne. Dadurch werden weitere seitlich verlaufende Nackenmuskeln gedehnt. Dort verweilen Sie wieder ca. fünf bis zehn Sekunden und atmen ruhig.

♥ Kommen Sie langsam zurück zur Ausgangsposition.

♥ Wiederholen Sie die Übung und bewegen Sie nun Ihren Kopf etwas weiter nach hinten. Auch diese kleine Veränderung wird wieder andere Nackenmuskeln dehnen. Halten Sie die Position wieder für ca. fünf bis zehn Sekunden und atmen Sie ruhig.

♥ Wiederholen Sie die drei Übungen auf der anderen Seite.

## Dehnung des Nackens

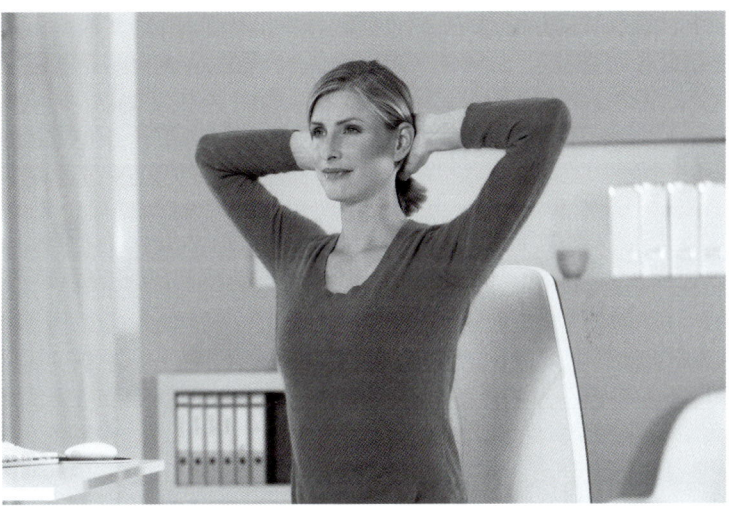

♥ Legen Sie Ihre Hände auf den Hinterkopf und verschränken Sie Ihre Finger ineinander. Beugen Sie langsam und behutsam den Kopf zur Brust. Lassen Sie auch in dieser Position die Schultern fallen und atmen Sie ruhig. Verweilen Sie so ca. fünf bis zehn Sekunden.

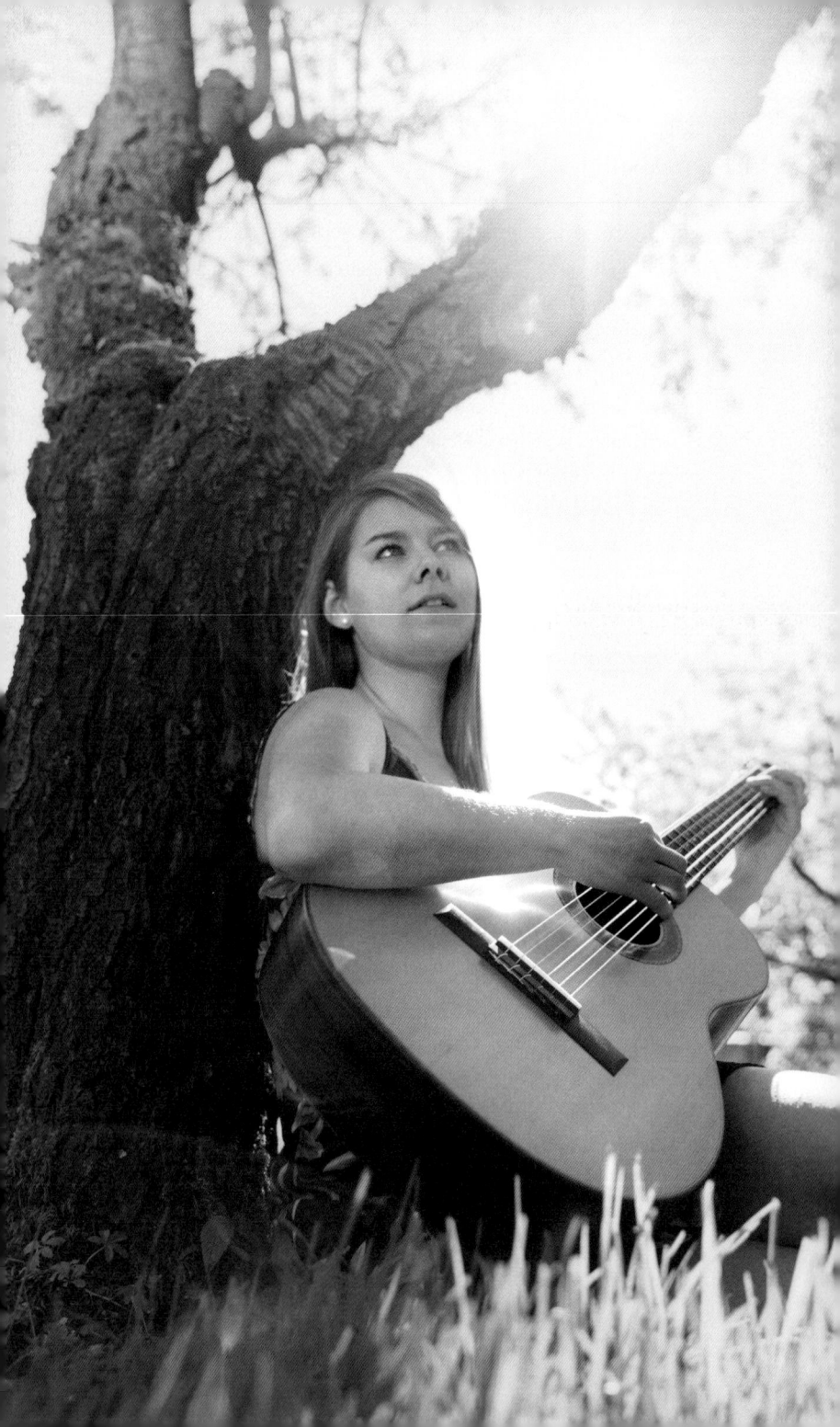

# Wie Sie sich herz-glücklich denken

*Stress macht das Herz kaputt. Und ganz viel Stress kommt aus dem Kopf: Gedankenkarussell, Angst, ein Aufreger hier, ein Aufreger da – alles selbst gemacht. Im Oberstübchen. Können Sie auch sein lassen! Gedanken aufräumen geht ganz leicht: mit Dankbarkeit, Achtsamkeit, Musik und Meditation, ein bisschen mehr Disziplin und noch viel mehr farbenfrohen Zukunftsbildern. Gönnen Sie Ihrem Herzen Glück. Dann schlägt es leichter – und länger ...*

# Dankbarkeit

Das Herz steht für Liebe, für ein gutes Leben. Es ist nicht nur ein Symbol! Menschen, die viel Liebe für andere empfinden und die schnell verzeihen können, sind häufig gesünder. Auch herzgesünder.

Nur ist die Liebe nicht leicht. Andere Menschen mit all ihren Merkwürdigkeiten mit Liebe anzunehmen – herausfordernd! Das geht nicht nur Ihnen so. Fällt Ihnen die Liebe schwer? Ist Empathie für Sie ein Fremdwort? Beginnen Sie mit Dankbarkeit. Denn Liebe korreliert mit Dankbarkeit. Dankbarkeit können Sie trainieren! Dann kommt die Liebe von ganz allein.

Ein Schritt zurück. Warum fällt uns Dankbarkeit so schwer? Schuld ist unser Oberstübchen. Unser Gehirn ist auf Gefahr geeicht. Als wir noch in Höhlen lebten und nicht einmal wussten, was hintern Berg in der nächsten Höhle gerade passiert, war das überlebenswichtig. Da sprang der Negativdetektor während der Jagd an oder wenn der Himmel ein Gewitter ankündigte – also gelegentlich. Heute können Sie Ihren Hirnalarm fast ununterbrochen auslösen – täglich mehrmals Onlinenachrichten lesen reicht.

Bei einer schlechten Nachricht steigt der Adrenalinspiegel an und bleibt gut 20 Minuten erhöht. Anders bei einer guten Nachricht. Das Hormon Oxytocin, das unter anderem für das wohlige Gefühl bei intimen Bindungen sorgt, wird verstärkt ausgeschüttet – doch leider nur für wenige Minuten. Dem Guten und Schönen schenkt unser Gehirn nicht viel Aufmerksamkeit!

Kein Wunder also, dass negative Nachrichten, beispielsweise die Entführung einer Reisenden in Zentralafrika, schnell Schlagzeile macht. Wenn jedoch in Indien ein einzelner Mann hunderte Krankenhäuser aufbaut und sich auch noch um alte Menschen kümmert, die auf der Straße leben, ist das keine Nachricht wert. Die Nachrichtenwelt füttert die Gehirne nach ihrem Geschmack: Drama, Gewalt, Todesfälle. Kein

Wunder, dass viele den Eindruck haben, wir lebten in einer durch und durch fürchterlichen Welt. In einer Welt, in der man nicht dankbar sein kann, sondern vorsichtshalber Angst hat. Immer.

Natürlich ist unsere Welt kein Ponyhof. Gerade deshalb gibt es tausende Dinge, für die Sie dankbar sein können: Sie können dankbar sein, dass Sie überhaupt leben, dass Sie ein Dach über dem Kopf haben und zu essen, dass Sie Familie und Freunde haben. Sie können dankbar sein für Ihren Job, das Wunder der Natur, für Musik, Kultur und Wissenschaft. Dass Sie in einem freien Land leben. Und dass morgen früh die Sonne aufgeht. Einfach so.

Und noch im größten Schlamassel können Sie dankbar sein – jede Krise, jeder Unfall sogar kann eine persönliche Wachstumschance sein. Wenn Sie für sich das Richtige daraus lernen.

Dankbarkeit macht glücklich. Und ist gut fürs Herz! Seit 2015 gibt es den wissenschaftlichen Beweis.

## Das dankbare Herz

Professor Paul J. Mills und sein Team von der University of California in San Diego untersuchten 186 Männer und Frauen mit Herzrhythmusstörungen. Alle Teilnehmer wurden medizinisch untersucht und beantworteten Fragebögen zu Dankbarkeit und Spiritualität.

Die Wissenschaftler fanden einen klaren Zusammenhang: Je dankbarer ein Patient war, desto besser war seine Gesamtstimmung und sein Schlaf und desto weniger Entzündungsreaktionen gab es in seinem Körper. Und desto gesünder war sein Herz! Klare Sache: Guter Schlaf und kaum Entzündung sind wichtig für die Herzgesundheit.

Das Einüben von Dankbarkeit wird in vielen spirituellen Richtungen gelehrt. Daher wollte Prof. Mills wissen, worauf es ankommt: Ist Spiritualität der entscheidende Faktor für Herzgesundheit? Oder macht Dankbarkeit das Herz gesund? Die Wissenschaftler werteten die Fragebögen aus und waren überrascht: Dankbarkeit zeigte eine stärkere Korrelation mit einem besseren Gesundheitszustand als Spiritualität.[24]

In einer weiteren Studie wurden 70 Patienten mit Herzinsuffizienz zufällig in zwei Gruppen aufgeteilt. Teilnehmer der einen Gruppe wurden gebeten, acht Wochen lang jeden Tag drei Dinge zu notieren, für die sie dankbar sind. Die anderen Patienten mussten dies nicht tun. Alle Versuchsteilnehmer erhielten die gleiche klinische Betreuung während des Versuchszeitraumes.

Zur Ermittlung der generellen Dankbarkeit mussten die Teilnehmer zu Beginn und am Ende einen Fragebogen ausfüllen. Es zeigte sich, dass diejenigen, die jeden Tag zur Dankbarkeit »gezwungen« wurden, nach den acht Wochen generell dankbarer waren als zuvor.

Ihre Gesundheit verbesserte sich jedoch auch. Sie zeigten signifikant reduzierte Entzündungswerte gegenüber der Vergleichsgruppe. Zusätzlich veränderte sich die Herzaktivität derjenigen, die täglich die kurze Dankbarkeitsliste erstellen mussten. Sie war besonders positiv während des Schreibens – konkret heißt das: Blutdruck unten, Puls niedrig.[25]

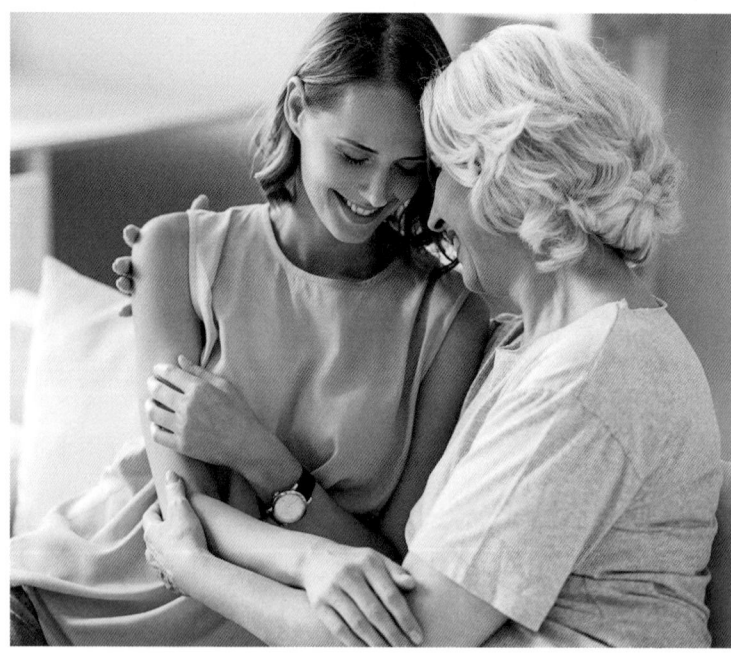

## Auch in schweren Zeiten

Es gibt nichts, wofür Sie nicht dankbar sein können. Selbst für eine Krankheit können Sie dankbar sein, denn sie rüttelt auf, etwas zu verändern. Oder wenn es auf das Lebensende zugeht, können Sie dankbar sein. Der Tod ist ein geniales Training loszulassen, vom Körper und von den Vorstellungen über das eigene Ich. Wer dem Tod mit Dankbarkeit entgegenblickt, hat nichts zu befürchten.

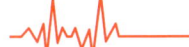 **PRAXISTIPP**

### *Jeden Tag drei gute Worte*

Schreiben Sie täglich drei gute Dinge auf, für die Sie dankbar sind: schöne Ereignisse zum Beispiel oder gute Begegnungen mit anderen Menschen. Sie können der Natur dankbar sein oder Ihren Haustieren, Sie können Ihrem Essen dankbar sein oder Ihrer Lieblingsband. Was auch immer Ihnen einfällt!

Wenn Sie wollen, können Sie einen vierten Punkt hinzufügen: Notieren Sie etwas Unangenehmes, für das Sie dankbar sind. Sie können beispielsweise für einen Streit mit Ihrem Partner oder Ihren Kindern dankbar sein oder für ein unangenehmes Erlebnis mit Kollegen. Auch wenn Sie nicht sofort wissen, warum Sie dafür dankbar sein sollen, verändert sich durch die Dankbarkeit die Sicht auf das Ereignis.

# Achtsamkeit

Achtsamkeit heißt, genau mitzubekommen, was im gegenwärtigen Moment passiert. Sie denken vielleicht: »Kein Problem, klar weiß ich, was gerade vor sich geht.« Nicht so schnell! Viele psychologische Versuche haben gezeigt, dass die allermeisten Menschen eben nicht klar bei der Sache sind. Sondern irgendwo in ihrer Gedankenwelt versumpft.

Kennen Sie auch: Sie fahren auf der Autobahn, hängen Ihren Gedanken nach, bekommen weder Ihre Gedanken mit noch den Streckenverlauf und wundern sich, warum Sie die Abfahrt nach Bielefeld verpasst haben. Oder Sie verlieren in einer hitzig geführten Diskussion jeglichen Sinn für Raum und Körper. Schon geht der Blutdruck durch die Decke. Muss nicht sein: Wer wirklich mitbekommt, was passiert, der kann mental gegensteuern. Kann Stress reduzieren und den Blutdruck wieder runterholen.

Im Englischen heißt Achtsamkeit Mindfullness. In den 1970er Jahren hat der Molekularbiologe Jon Kabat-Zinn ein Programm zur Stressbewältigung erstellt: Mindfulness-Based Stress Reduction, kurz MBSR. Sein Programm dauert acht Wochen. Einmal oder mehrmals wöchentlich treffen sich die Kursteilnehmer zu einer gemeinsamen Sitzung, in der sie Meditation, Yoga oder Übungen zur Körperwahrnehmung erlernen. Diese müssen sie täglich zu Hause durchführen, etwa 45 Minuten pro Tag.

Die Wirksamkeit der MBSR-Kurse wurde intensiv erforscht und nachgewiesen. So helfen die erlernten Techniken, Stress zu reduzieren, was sich positiv auf die Herzgesundheit auswirkt. Aber nicht nur Herz-Kreislauf-Probleme reduzieren sich, MBSR unterstützt auch die Heilung bei chronischen Schmerzen, häufigen Infektionskrankheiten, Ängsten und Panikattacken, Depression, Hauterkrankungen, Schlafstörungen, Migräne, Magenproblemen und Burn-out. MBSR macht auf Dauer zufrieden und glücklich. Und Glück hält gesund.

# MBSR nimmt den Druck

Mindfulness-Based Stress Reduction wird bei vielen unterschiedlichen Erkrankungen angewendet, in vielen Kliniken werden hierzu MBSR-Kurse angeboten. Wissenschaftler aus Ohio, USA, wollten herausfinden, ob die standardisierten Übungen den Blutdruck senken. Hierzu untersuchten sie 56 Frauen und Männer mit einer Prähypertension. Davon spricht man, wenn sich der Blutdruck oberhalb der gesunden 120/80 mmHg, aber noch unterhalb der Hypertonie des Grades eins befindet. Der systolische Wert der Probanden lag zwischen 120 und 139 mmHg und die diastolischen Werte zwischen 80 und 89 mmHg.

Per Zufall wurden sie in zwei Gruppen aufgeteilt, die Teilnehmer der einen Gruppe absolvierten ein MBSR-Programm, der anderen Gruppe wurden Übungen zur Progressiven Muskelentspannung beigebracht. Beide Programme dauerten acht Wochen.

Die Teilnehmer des MBSR-Kurses zeigten nach den acht Wochen einen im Durchschnitt um 4,8 mmHg verminderten systolischen Blutdruck und um 1,9 mmHg reduzierten diastolischen Blutdruck. Im Gegensatz fiel der systolische Blutdruck der Teilnehmer, die die Progressive Muskelentspannung erlernt hatten, durchschnittlich nur um 0,7 mmHg, und der diastolische Blutdruck stieg um durchschnittlich 1,2 mmHg. Die Unterschiede waren statistisch signifikant.[26]

MBSR-Kurse werden seit Jahren vielerorts angeboten, teilweise werden die Kosten sogar von den Krankenkassen übernommen. Wenn Sie nicht gleich einen ganzen MBSR-Kurs belegen wollen, können Sie viele tägliche Aktivitäten mit mehr Achtsamkeit erledigen. Eine der üblichen Übungen der MBSR-Kurse ist das Rosinenessen. Teilnehmern wird eine einzige Rosine überreicht. Sie sollen sie mit voller Aufmerksamkeit wahrnehmen, an ihr riechen und sie gewissenhaft ertasten. Dann wird sie gegessen, diese eine Rosine, mit voller Konzentration. Die Kursteilnehmer sollen lange kauen, ihren Geschmack intensiv wahrnehmen und feststellen, wie sich ihre Konsistenz verändert. Das ist ein ganz anderes Erlebnis, als wenn man sich schnell eine Handvoll Rosinen in den

Mund stopft und sich während des Kauens Jacke und Schuhe anzieht, um dann aus dem Haus zu stürzen.

Bei der Übung geht es im Prinzip gar nicht um die Rosine, sondern darum, die Gedanken zu fokussieren. Sie und ich, wir können immer nur an eine Sache gleichzeitig denken. Solange sie über die Rosine nachdenken, ist kein Platz für Sorgen oder die noch zu erledigenden Aufgaben. Alles dreht sich um die Rosine. Das ist eine ideale Technik, um aus stressigen Gedanken herauszukommen. Mit etwas Übung brauchen Sie dann auch gar keine Rosine mehr dazu.

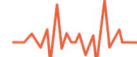 **PRAXISTIPP**

## *Bodyscan*

- Konzentrieren Sie sich beim Händewaschen auf das Gefühl des Wassers an den Händen und die Bewegung der Hände. Das Gleiche können Sie beim Geschirrspülen tun.
- Wenn Sie zu Hause oder am Arbeitsplatz eine kurze Wegstrecke zurücklegen, konzentrieren Sie sich auf Ihre Füße. Nehmen Sie Ihre Füße von innen wahr und fühlen Sie den Kontakt der Füße zum Boden.
- In Gesprächen oder vor dem Computer konzentrieren Sie sich immer wieder zwischendurch auf Ihren Unterbauch. Stellen Sie fest, ob er entspannt oder angespannt ist. Wenn er angespannt ist, atmen Sie dreimal tief aus.
- Wahlweise konzentrieren Sie sich zwischendurch auch auf Ihre Schultern. Sind sie hochgezogen oder locker? Falls Sie Ihre Schultern hochgezogen vorgefunden haben, lassen Sie sie bewusst fallen.
- Während Ihres Laufes fokussieren Sie abwechselnd folgende Aspekte:
  - ♥ die Gerüche
  - ♥ die Geräusche
  - ♥ Ihre Füße
  - ♥ das Gefühl der Luft auf Ihrer Haut
  - ♥ Ihre Atmung

- Wenn Sie abends im Bett liegen, spüren Sie in Ihren Körper hinein und stellen Sie fest, wie er genau auf der Matratze liegt.
- Müssen Sie warten? Oder liegen Sie am Abend im Bett und warten darauf einzuschlafen? Gönnen Sie sich einen Bodyscan. Dabei wandern Sie mit Ihrer Aufmerksamkeit durch Ihren Körper und nehmen intensiv wahr, wie es dem entsprechenden Körperteil geht. Folgende Reihenfolge bietet sich an:
  - ♥ linker Fuß
  - ♥ linker Unterschenkel
  - ♥ linker Oberschenkel
  - ♥ rechter Fuß
  - ♥ rechter Unterschenkel
  - ♥ rechter Oberschenkel
  - ♥ Gesäß
  - ♥ Becken
  - ♥ Bauch
  - ♥ Brust
  - ♥ linke Schulter
  - ♥ linker Oberarm
  - ♥ linker Unterarm
  - ♥ linke Hand
  - ♥ rechte Schulter
  - ♥ rechter Oberarm
  - ♥ rechter Unterarm
  - ♥ rechte Hand
  - ♥ Nacken
  - ♥ Vorderer Hals
  - ♥ Gesicht
  - ♥ Kopfhaut

## TIPP **64**

## Musik ist Trumpf

David war zwar kein Arzt. Aber er hatte heilende Hände, mit denen er zuweilen die Harfe spielte. Für Saul, seinen König. Der litt an Schwermut. Und die Klänge taten ihm gut. Steht alles in der Bibel. Im Abendland wahrscheinlich das früheste Zeugnis über den Erfolg einer Therapie, auf die seit Jahrtausenden die ganze Welt schwört: Altägyptische Priester heilten mit Tönen, arabische Krankenhäuser beschäftigten Gitarristen, Harfenspieler und Trommler. Und noch heute gehört die Musik unverzichtbar zu den Heilungszeremonien der Ureinwohner Australiens, Südafrikas, Neuguineas und Südamerikas.

In Europa dagegen geriet dieses Wissen in den letzten Jahrhunderten in Vergessenheit. Auch wenn die Musiktherapie in den letzten Jahrzehnten wiederentdeckt wurde – ihr Einsatz beschränkte sich auf die Psychotherapie. Und sie galt lange Zeit als esoterische Spinnerei.

Das hat sich mittlerweile geändert. Heute weiß man, dass Musik messbar im Organismus Veränderungen hervorruft. Musik kann Blutdruck, Atmung und Herzschlag positiv beeinflussen. Zudem dämmt die wohlige Klangberieselung die Ausschüttung von Stresshormonen. Auch das schützt das Herz.

Musik kann heilen. Beispielsweise verbessert sie die Rehabilitation von Herzinfarkt- und Schlaganfallpatienten. Sie kann auch den geistigen Verfall von Alzheimerkranken verzögern.

Wissenschaftler fragten sich: Warum macht der Mensch Musik? Antwort: Musik ist der Ausdruck der inneren Rhythmen des Menschen, vom Herzschlag über die Atmung bis hin zu verschiedenen Zyklen der Hirnaktivität. So erklärt sich, warum wir umgekehrt durch den Rhythmus der Musik den Organismus beeinflussen können.

»Keine Kunst wirkt auf den Menschen so unmittelbar, so tief wie die Musik«, sagte Arthur Schopenhauer (1788–1860). Moderne Mediziner geben dem Philosophen recht. Musik rührt an unsere Seele. Sie entspannt psychisch und physisch. Seele und Muskel. Sprich: das Herz.

Zahlreiche klinische Studien mit OP-Patienten belegen, dass Musik neben Stress auch Angst und Schmerzen reduziert. Patienten, die während der Operation Musik hören durften, brauchten weniger Schmerz- und Beruhigungsmittel. Die Beruhigung durch Sound funktioniert sogar im Kreißsaal. Sie erleichtert Müttern und Kindern die Geburt.

Musik ist keine Pille, die a priori guttut. Den einen nerven die penetranten Werbejingles der Radiosender, den anderen Jazz. Es kommt darauf an, welche Musik man hört. Und wie man sie hört.

Besonders wirksam ist die Lieblingsmusik, sie kann die Blutgefäße erweitern, bis zu 26 Prozent. Der Effekt soll laut einer Studie der University of Maryland geringer ausfallen, wenn die Lieblingsmusik Heavy Metal ist.

**PRAXISTIPP**

## *Mit Musik entspannen*

- Meiden Sie Stücke, bei denen der Gesang im Vordergrund steht. Reine Instrumentalstücke entspannen am besten.
- Der Takt der Musik sollte gleichmäßig und langsam sein. Die Taktfrequenz etwas unterhalb der Schlagfrequenz des menschlichen Herzens. Also etwa bei 70 Schlägen pro Minute.
- Idealerweise setzen Sie sich gemütlich hin und machen nichts anderes, als der Musik zu lauschen.

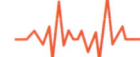

**TIPP 65**

# Meditation

Vor Jahren sind meine Patienten in der Praxis noch beim Wort »Meditation« zusammengezuckt. Heute macht das jeder erfolgreiche Manager. Meditation kann vieles sein: Gebetsmeditation, das Wiederholen von Mantras (heilige Wörter oder Verse) sowie Meditationen zur Realisation des Göttlichen. Doch diese Meditationsformen interessieren uns hier nicht. Hier geht es um Meditation zur Stärkung der Konzentration und der Willenskraft.

**PRAXISTIPP**

## *In 20 Minuten zur Klarheit*

- Suchen Sie sich ein relativ ruhiges Plätzchen. Sie können im Sitzen auf einem Stuhl, liegend, im Gehen oder auch im Lotossitz auf einem Meditationskissen sitzend meditieren. Jede Körperhaltung und Stellung ist möglich. Sie können mit offenen oder geschlossenen Augen meditieren.
- Konzentrieren Sie sich auf etwas Bestimmtes, beispielsweise auf:
  - ♥ Ihren Atem
  - ♥ einen bestimmten Gedanken
  - ♥ ein inneres Bild
  - ♥ Ihre Füße, Ihr Becken oder die Innenseite Ihrer Handflächen
- Wenn Ihre Gedanken abwandern, bringen Sie sie zurück auf das, worauf Sie sich konzentriert haben. Auch wenn Sie von Geräuschen abgelenkt werden, macht das nichts, bringen Sie Ihre Gedanken zurück.
- Es ist nicht wichtig, wie häufig Ihre Gedanken abwandern. Wichtig ist das Zurückholen, denn das steigert auf Dauer die Konzentration und die Fähigkeit, Gedankengänge bewusst zu steuern.

Wenn Sie täglich meditieren, wird sich Ihre Gedankenwelt verändern. Zunächst werden Sie immer aufmerksamer mitbekommen, was Sie alles den lieben langen Tag denken. Das kann am Anfang nerven: Wer will schon einsehen, wie viele unsinnige oder finstere Gedanken er täglich denkt?

Bleiben Sie weiter dabei, denn irgendwann wird der Tag kommen, an dem Sie bewusst einen nervenden Gedanken beenden können – nur durch Konzentration. Wenn Sie beispielsweise über die viele Arbeit nachdenken und dieser Gedanken Sie stresst, können Sie mit Konzentration Ihre Gedanken in eine andere Richtung lenken. Sie könnten zum Beispiel überlegen, wie Sie den Abend ruhig ausklingen lassen werden. Weg mit der Sorge. Schluss mit der Aufregung.

Das Herz wird es Ihnen danken. Ihr Blutdruck? Ganz entspannt.

Es wird zwar immer wieder behauptet, dass das Ziel der Meditation ein leerer Verstand ist, doch das ist nicht möglich. Niemand kann auf Dauer an nichts denken. Der Verstand denkt, unaufhörlich. Entscheidend ist, worüber man nachdenkt und wie schnell man von einem zum nächsten Thema springt. Ein durch Meditation trainierter Verstand denkt über bewusst gewählte Themen nach. Auch bleiben die Gedanken lange bei einem Thema. Es ist relativ ruhig im Gehirn.

## Mehr Willenskraft

Entscheidungen hängen zum Großteil von unseren inneren Dialogen ab, und Meditation verändert diese. Daher steigert Meditation die Willenskraft. Dann gewinnt nicht mehr so leicht der innere Schweinehund die Diskussion über den Nüchternlauf am Morgen. Sie steuern Ihre Gedanken, konzentrieren sich auf die positiven Aspekte des Laufens und beenden in Gedanken alle Gegenargumente. Dann ziehen Sie Ihre Schuhe an und laufen einfach los.

Oder Sie überlegen nicht lange, ob das Stück Kuchen okay ist, ob Sie heute einen Ausnahmetag einlegen sollten. Jegliche Gedanken führen Sie zurück auf Ihren Vorsatz, keine Kohlenhydrate zu essen. Und dann genießen Sie den Kaffee ohne süße Beilage.

## Wohltuende Disziplin

Wenn das Herz nicht mehr im Rhythmus schlägt oder seine Kraft verloren hat, wenn Arterien verstopft sind und der Herzmuskel zu wenig durchblutet wird, haben Sie in Ihrem Leben etwas falsch gemacht. Das klingt hart, ist aber so. Das Gute an der Nachricht: Sie können Ihr Leben umkrempeln und Ihr Herz wieder gesunden lassen. Eine Blutuntersuchung ist nicht besonders aufwendig und wird Ihnen helfen. Sie werden herausfinden, welche Nahrungsergänzungsmittel Sie brauchen, das Schlucken braucht nicht viel Überwindung. Ihr Herz will aber auch No Carb und Sport. Das bedeutet etwas mehr Überwindung und Durchhaltevermögen – zumindest für die meisten Betroffenen, die ich kenne.

Disziplin ist in den 1968er Jahren etwas aus der Mode gekommen. Da ging es jedoch um die recht willkürliche Disziplin Autoritäten gegenüber. Ich spreche hier von Selbstdisziplin, einer wohltuenden Disziplin. Sie ist eine der größten Errungenschaften, die man sich im Leben erarbeiten kann.

Menschen mit einer hohen Selbstdisziplin sind erfolgreich, nicht nur im Job, auch in ihrem Privatleben erreichen sie häufiger, was sie sich vorgenommen haben im Vergleich zu denen, die sich von ihren Launen treiben lassen. Wenn sich jemand mit einer hohen Selbstdisziplin vornimmt, auf No Carb umzusteigen und täglich zu laufen, dann macht er es.

Allerdings ist es wichtig, das richtige Maß zu finden. Bei zu viel Selbstdisziplin wird alles auf das Erreichen des Ziels gesetzt. Da kann es passieren, dass die Achillessehnen schmerzen, die auf den Plan gesetzten Kilometer trotzdem knallhart durchgelaufen werden – und dann, bei einem Sprint, reißt die Sehne. Bei Selbstdisziplin im richtigen Maß behalten Sie Ihr Ziel im Auge, aber Sie folgen nicht starr einem Plan. Wenn die Achillessehne oder das Knie schmerzt, nehmen Sie das Signal ernst, überlegen, ob Sie vielleicht erst noch weitere Kilogramm abspecken sollten, Sie vielleicht Triggerpunkte in der Wade behandeln müssen oder ob der Knorpel im Knie vielleicht weitere Proteine und Nährstoffe braucht. Sie finden das richtige Maß, so können die Bewegung, der Sport heilen.

Menschen mit einer wohltuenden Selbstdisziplin tun das, was ihnen langfristig guttut. Obwohl sie Lust auf ein Feierabendbier haben, trinken sie Mineralwasser. Auch wenn sie sich viel lieber vom Bett direkt an den Frühstückstisch bewegen, schlüpfen sie in die Laufschuhe und legen eine Runde durch den Park ein. Und selbst wenn sie gerne ihre Lieblingssendung im Fernsehen verfolgen würden, setzen sie sich hin und meditieren.

## Disziplin unter der Lupe

In Texas wurden 210 ältere Personen untersucht, denen im Vorfeld die Vorteile eines leichten Sportprogrammes erklärt wurden. Wissenschaftler stellten mit Hilfe eines Fragebogens fest, wie stark jede einzelne Person davon überzeugt war, dass die zusätzliche Bewegung ihrer Gesundheit förderlich sein würde. Darüber hinaus wurde die Selbstdisziplin der Versuchsteilnehmer getestet.

Es zeigte sich, dass nicht die Überzeugung über den Nutzen den Ausschlag gab, ob jemand an dem Programm teilnahm oder nicht. Probanden mit der größten Selbstdisziplin nahmen am regelmäßigsten teil.[27]

Unser tägliches Verhalten wird zum Großteil von unseren Vorlieben und Abneigungen bestimmt. Wenn Sie eine starke Abneigung gegen das Laufen haben und eine starke Vorliebe für Fernsehen, ist relativ klar, wie Sie handeln werden. Doch Sie können Ihre Gewohnheiten ändern! Indem Sie jeden Tag bewusst etwas tun, was Sie nicht mögen: Den Müll rausbringen, Problemkunden oder -mitarbeiter kontaktieren, irgendetwas von Ihrer persönlichen Mag-ich-nicht-Liste. Langfristig werden Sie dadurch sogar neue Vorlieben entwickeln, vielleicht gibt es für Sie dann nichts Schöneres mehr als Laufen.

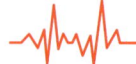 
## *Selbstdisziplin üben*

- Schreiben Sie Ihr langfristiges Ziel für Ihre Gesundheit auf.
- Bei jeder Entscheidung wie beispielsweise:
    - ♥ Pizza: ja – nein
    - ♥ Schwimmen: ja – nein
    - ♥ Meditation: ja – nein

überlegen Sie, ob Sie nach Ihrer momentanen Laune oder aufgrund Ihres langfristigen Ziels handeln.

Wenn Sie gemäß Ihrem langfristigen Ziel handeln, werden Sie Ihren Lebensstil verändern. Glücklicherweise wird es von Woche zu Woche, in denen Sie Erfolg hatten, leichter, denn der Mensch ist ein Gewöhnungstier. Es mag die Dinge, die es täglich wiederholt. Wenn Sie häufig Salat essen, werden Sie ihn irgendwann mögen, wenn Sie häufig Gemüse essen, werde Sie es irgendwann mögen, wenn Sie sich täglich bis zu Erschöpfung bewegen, werden Sie es irgendwann mögen. Sie müssen nur so lange durchhalten, bis Sie Ihren gesunden Lebensstil gernhaben und Ihnen etwas fehlt, wenn Sie keinen Rohkostteller hatten, wenn Sie nicht meditierten.

Disziplin bedeutet dranbleiben. Selbst wenn Sie eine Woche geschludert haben, starten Sie in der nächsten wieder motiviert. Machen Sie so lange weiter, bis Sie es geschafft haben. Sie können das!

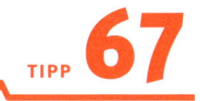

# Stress wegdenken

Stress ist ungesund. Das haben Sie wahrscheinlich schon selbst erlebt. Der Terminkalender ist voll, der letzte Urlaub liegt Monate zurück, und Sie fühlen sich überfordert, müde und sind leicht reizbar. Sie fühlen sich nicht gut. Stress lässt den Blutdruck ansteigen, lässt das Herz rasen und führt zu einer flachen Atmung – alles sehr ungesund für das Herz.

Haben Sie schon einmal darüber nachgedacht, warum manche Menschen gelassen eine Firma managen und ihre Kinder zum Skilanglauf auf Leistungssportniveau motivieren können, andere sich jedoch schon gestresst fühlen, wenn sie ausnahmsweise zwei Stunden mehr arbeiten müssen?

Stress entsteht auf vielerlei Wegen, nicht nur durch die hohen Anforderungen im Beruf, wie oft angenommen. Auch Nährstoff- und Schlafmangel führen zu Stress, und vor allem stressige Gedanken! *Wie* Sie über eine bestimmte Situation nachdenken, ist entscheidend dafür, ob Sie gestresst sind oder nicht.

## »The world is what you think it is.«

Die individuelle Bewertung einer Situation spielt die entscheidende Rolle! Sie denken, es ist stressig – daher fühlen Sie sich gestresst. Doch Ihr Denken können Sie ändern!

Was genau stresst Sie? Sind es wirklich die vielen kleinen täglichen Erledigungen, oder sind es Ihre Emotionen und Glaubenssätze, die Sie mit den Erledigungen unbewusst verknüpfen?

- Bin ich gut genug?
- Ich mag nicht mit XY zusammenarbeiten.
- Die langweilige Aufgabe nervt mich.

Und so weiter. Wenn Sie Ihre an den Situationen hängenden Gedanken auf frischer Tat ertappen, wird häufig der Stress schon weniger. Wie wär's, sich ganz ehrlich zu fragen:

- Woran mache ich fest, dass ich nicht gut genug bin?
- Wie müsste ich über XY denken, damit mir die Zusammenarbeit leichter fällt?
- Wie kann ich über die langweilige Aufgabe denken, damit ich sie ohne inneren Widerstand erledigen kann?

Wenn Sie anders über die Situationen nachdenken, verändern sich auch Ihre Gefühle. Und dann verschwindet Ihr Stress.

Lisa Feldman Barrett, Professorin für Psychologie aus Boston, beschreibt es in ihrem Buch *How emotions are made* treffend: Was jemand denkt und fühlt, hängt von selbst gemachten Konstruktionen ab, die auf vorangegangenen Erlebnissen basieren. Und diese Konstruktionen sind veränderbar, äußerst wandelbar![28] Sie beschreibt darüber hinaus auch, wie die Versorgung mit Nährstoffen auf die Emotionen wirkt, denn das Gehirn fragt im Körper ständig nach, wie es so geht. Leider melden die Blutgefäße nicht: »Wir sind verkalkt«, sondern das Gehirn registriert »leichte Niedergeschlagenheit« oder »Unwohlsein«. Da solche Meldungen nicht nur aus den Blutgefäßen, sondern womöglich auch aus dem Darm und aus der Nackenmuskulatur kommen, ist es für das Gehirn nicht möglich, den wahren Grund für diese immer etwas währende Schwere herauszufinden. Daher: Ernährung und Bewegung, Bluttuning, gefolgt von Denken.

Doch Sie werden auch nicht allen Stress wegdenken können, manchmal ist der Terminkalender einfach zu voll. Können Sie das? Nein sagen zu immer weiteren Aktivitäten? Erkennen Sie klar, welche Termine die wirklich wichtigen sind? Auch das können Sie trainieren.

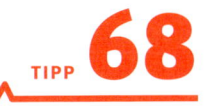

## Glück als Prävention

Viele Studien zeigen, dass glückliche Menschen auch die gesünderen sind. Der Zusammenhang gestaltet sich vielfältig. Viele glückliche Menschen führen auch einen gesünderen Lebensstil, sie schlafen besser, ernähren sich gesünder, rauchen und trinken weniger und treiben mehr Sport. Das wirkt sich natürlich alles auf die Gesundheit aus.

Doch wirken die Emotionen auch direkt: Glücklichere Menschen haben einen niedrigeren Cortisolspiegel, weniger Stresshormone im Körper, das ist besonders gut für das Herz.

Lange Zeit sind Wissenschaftler davon ausgegangen, dass Menschen entweder glücklich sind oder nicht und dass sich da nicht so viel ändern lässt. Glücklicherweise hat sich das als falsch herausgestellt. So wie glücklichere Menschen einen gesünderen Lebensstil führen, so kann auch ein gesünderer Lebensstil dazu führen, dass Menschen glücklicher werden. Zusätzlich kann man Glück üben, indem man sich in Dankbarkeit übt, versucht, möglichst optimistisch den Dingen entgegenzusehen, sich freundlich gegenüber anderen verhält, regelmäßig andere Menschen unterstützt, bewusst Dinge tut, die einem guttun, und sich in Vergebung übt, anderen, aber auch sich selbst gegenüber. Auch regelmäßiger Sex hilft dabei, ein glückliches Leben zu führen.

In Kanada wurden 1739 Frauen und Männer mit standardisierten Tests zu ihren Gefühlen befragt. Gleichzeitig wurde das Auftreten von Herz-Kreislauf-Erkrankungen über einen Zeitraum von zehn Jahren registriert. Nachdem die Wissenschaftler den Einfluss der typischen Risikofaktoren für Herz-Kreislauf-Erkrankungen weggerechnet hatten, zeigte sich, dass diejenigen mit überwiegend positiven Emotionen ein um 22 Prozent reduziertes Risiko für Herz-Kreislauf-Erkrankungen hatten.[29]

Besonders gefährdet ist das Herz von Menschen mit Depressionen oder derer, die sehr häufig ärgerlich sind oder feindselig. Diese negativen

Emotionen bekommt auch das Herz mit, es mag sie nicht. Dabei ist eine anhaltende Niedergeschlagenheit das Problem, kurze depressive Episoden wirken sich nicht so stark auf die Herzgesundheit aus.

Menschen, die hingegen positiv denken, die zufrieden und enthusiastisch sind, erleiden seltener Herz-Kreislauf-Beschwerden.

Lachen fördert die Durchblutung. Im Gegensatz zu Angst, die verschlechtert den Blutfluss. Während des Lachens weitet sich die innere Schicht der Blutgefäße, der Effekt ist noch 45 Minuten später nachweisbar. Dabei ist es egal ob Sie über eine ulkige Situation oder einen Scherz lachen, eine Komödie ansehen oder an einem Lach-Yoga Kurs teilnehmen – lachen Sie nicht, so etwas gibt es. Lachen hält die Arterien jung. Welcher biochemische Effekt dazu führt, ist noch nicht bekannt.

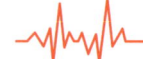 **PRAXISTIPP**

### Glückszeit

- Verbringen Sie täglich 20 Minuten mit etwas, was Sie glücklich macht und Sie entspannt, wie beispielsweise Musik hören, spazieren gehen oder lesen.
- An Tagen voller Termine sollte diese Aktivität nicht als Erstes gestrichen werden, sondern Ihre anderen Termine darum organisiert werden.
- Lachen Sie so häufig und ausgiebig wie möglich.

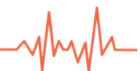

# Gönnen Sie sich ein strahlendes Zielbild

Ob Sie ein Ziel erreichen oder nicht, hängt von Ihrer Willenskraft, Ihrem Durchhaltevermögen, Ihrer Disziplin und vielen weiteren Faktoren ab. Die passenden inneren Bilder helfen, ein Ziel zu erreichen! Stellen Sie sich vor, wie es ist, wenn Sie bereits am Ziel sind. Wie es ist, wenn Sie gesund, leistungsfähig und emotional ausgeglichen sind.

Der Managementberater Al Secunda hat ein Buch geschrieben, es heißt *The 15-Seconds Principle: Short, Simple Steps to Achieving long-term Goals,* zu Deutsch: Das 15-Sekunden-Prinzip: kurze und einfache Schritte, um langfristige Ziele zu erreichen. Die Grundidee des Buches ist wirklich beeindruckend einfach: Man soll sich mindestens 15 Sekunden jeden Morgen Zeit nehmen und sich vorstellen, wie es sich anfühlt, wenn man sein Ziel bereits erreicht hat. 15 Sekunden Zeit hat jeder – es geht einfach darum, es zu tun: sich seine Ziele so lebhaft wie möglich jeden Morgen vorzustellen. Leser berichten, dass dieses Buch ihr Leben einfacher und erfolgreicher gemacht hat.[30]

Nicht jeder von Ihnen hat ein klares Ziel vor Augen. Manch einer grübelt lange und ist sich nicht sicher, ob das gewählte Ziel auch das richtige ist. Wenn Sie sich unsicher sind, dann suchen Sie sich einfach irgendein Ziel aus, etwas Kurzfristiges. Vielleicht wollen Sie fünf Kilogramm leichter sein oder an einem Yogakurs regelmäßig teilnehmen. Das Bild eines langfristigen großen Ziels wird sich irgendwann von alleine einstellen.

Was in Ihrem Leben passiert, hat viel mit Ihrem gewohnheitsmäßigen Denken zu tun. Woran denken Sie häufiger, an Erfolg oder Misserfolg? Manch ein zweifelnder Gedanke kann hilfreich sein, kann vielleicht einen Anstoß geben, noch einmal etwas zu ändern. Viele negative Gedanken oder auch Ängste sind jedoch einfache Gedankenwiederholungen ohne Nutzen. Wenn Sie lernen, diese Gedankengänge bewusst zu beenden und durch positive zu ersetzen, wird es Ihnen leichter fallen, Ihre Ziele auch zu erreichen. Positive Gedanken können innere Bilder Ihres Ziels sein oder auch Reflexionen darüber, was Sie bereits alles geschafft haben. Und wenn es nur bedeutet, dass Sie darauf stolz sind, dass Sie dieses Buch bis hierher gelesen haben! Unterschätzen Sie das nicht.

Erfolgreiche Menschen denken bewusst oder unbewusst mehrmals täglich über ihre Ziele nach. Einfach zwischendurch, beim Autofahren, beim Essenkochen, natürlich beim Laufen. Jeder Tag bietet hunderte Möglichkeiten, die Bilder der eigenen Ziele hochzuholen und sich gedanklich in ihnen zu bewegen. Die Bilder werden immer lebendiger. Mit Hilfe der inneren Bilder wird es immer leichter, die richtigen Entscheidungen zu treffen, das zu tun, was zu Ihrem Ziel führt.

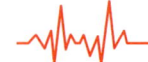 **PRAXISTIPP**

## *Hauptsache bunt*

- Stellen Sie sich vor, wie sich Ihr Leben anfühlt, wenn Sie schlank, körperlich leistungsfähig und emotional ausgeglichen sind.
- Lassen Sie die Bilder so lebendig wie möglich vor Ihrem inneren Auge erscheinen. Wie sieht Ihr Familienleben dann aus? Wie fühlen Sie sich während Ihrer Arbeitszeit? Wie verbringen Sie Ihre Freizeit, und wie fühlen Sie sich dabei?
- Malen Sie geistige Bilder, in denen Sie sich auf dem Weg zum Ziel sehen. Eventuell sehen Sie sich noch übergewichtig jeden Tag stramm marschieren, oder Sie sehen sich schon langsam laufen. Sie sehen sich in der Küche einen Salat mit Hähnchenbrustfilets vorbereiten, oder Sie sehen sich im Bett liegend Ihre Ziele visualisieren.
- Gratulieren Sie sich selbst zu jedem kleinen Schritt in die richtige Richtung.

# Ein ausgeschlafenes Herz

Nach einer zu kurzen Nacht ist am nächsten Tag der Spiegel Ihres Stresshormons Cortisol erhöht. Cortisol gibt das Signal zur Blutdrucksteigerung. Bei einer oder zwei kurzen Ausnahmenächten macht das nichts, wenn Sie jedoch ständig zu wenig schlafen, führt der dauerhaft erhöhte Cortisolspiegel zu einem chronischen Anstieg des Blutdrucks.

Bei mangelndem Schlaf geraten auch die Schilddrüsenhormone FT3 und FT4 aus der Balance. Sie haben einen großen Einfluss auf sehr viele Stoffwechselabläufe. Ihr Stoffwechsel gerät dann ebenfalls aus dem Gleichgewicht, auf Dauer leidet Ihr Herz-Kreislauf-System darunter.

Das Immunsystem ist eng mit dem Schlaf verknüpft. Wenn Sie eine schwere Erkältung haben, erleben Sie in einer Nacht mit tiefem, gutem Schlaf schon Heilung. Haben Sie bestimmt schon einmal erlebt. Genauso leidet das Immunsystem unter chronischem Schlafmangel, es schwächelt. Wenn jedoch das Immunsystem an Schlagkraft verliert, kommt es vermehrt zu Entzündungsreaktionen, auch in den Blutgefäßen. Und diese Entzündungen sind die Initialzündung für die Entstehung von Arteriosklerose, von Plaque.

## Das Herz will schlafen

Wichtig zu wissen: Chronischer Schlafmangel oder auch Schlafprobleme steigern das Herzinfarkt- und Schlaganfallrisiko signifikant.

Für eine gute Nachtruhe brauchen Sie Proteine, Mineralstoffe und Vitamine, damit die richtigen Botenstoffe gebildet werden können. Sie drosseln die Abläufe im Gehirn und sorgen für einen tiefen und erholsamen Schlaf. Wenn Sie mehr dazu wissen möchten, dann blättern Sie in *Das Schlaf-gut-Buch*, erschienen im Heyne Verlag in 2018.

### Tagsüber Licht und frische Luft tanken

Es schläft sich auch besser, wenn Sie sich tagsüber körperlich anstrengen, laufen gehen, sich richtig auspowern. Draußen laufen ist besser als im Fitness-Studio steppen. Denn an der frischen Luft tanken Sie Sonne, das unterdrückt die Produktion des Schlafhormons Melatonin. Der Melatoninspiegel schwankt verstärkt, das verbessert die Schlafqualität. Tagsüber sollten Sie sich wach fühlen und abends richtig müde, so sieht ein genetisch korrektes Leben aus, und so schlafen Sie auch gut.

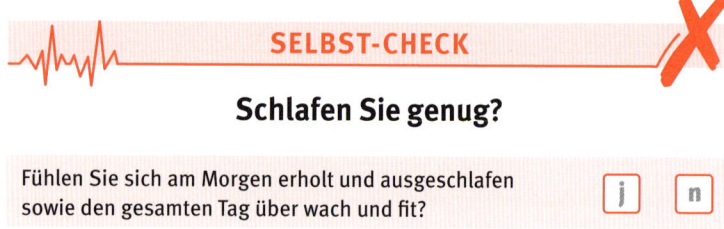

## SELBST-CHECK

## Schlafen Sie genug?

Fühlen Sie sich am Morgen erholt und ausgeschlafen sowie den gesamten Tag über wach und fit?  | j | n |

Lautet Ihre Antwort Ja? Dann haben Sie genug geschlafen! Ganz gleich, ob es sechs oder acht Stunden waren. Und egal, ob ohne Unterbrechung während der Nacht oder mit einer oder mehreren Wachphasen. Schlaf ist sehr individuell. Und »Durchschlafen« ist ein Mythos.

### Blaulichtfilter-Brillen

Wenn Sie die letzten ein bis zwei Stunden vor dem Zubettgehen ruhig ausklingen lassen, werden Sie mit einem guten Schlaf belohnt. Wie wäre es mit Musikhören, Lesen oder Meditieren? Fernsehen oder noch schnelle Erledigungen am Computer eignen sich nicht zum »Herunterfahren«, da das Licht des Bildschirms zu viele blaue Lichtanteile enthält. Das verhindert die Ausschüttung des Schlafhormons Melatonin und macht Sie abends wieder wach.

Wer auf den Bildschirm am Abend nicht verzichten will, sollte sich eine Blaulichtfilter-Brille anschaffen. Die Brillengläser haben meist einen gelb-orangenen Farbton, er filtert die blauen Anteile des Lichts heraus. Die Tönung beeinträchtigt den Blick auf den Bildschirm nicht.

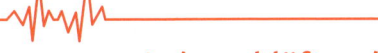 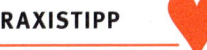 **PRAXISTIPP**

### Jeder schläft anders

- Finden Sie heraus, wie viel Schlaf Sie brauchen.
- Nehmen Sie sich jede Nacht Zeit für Ihren individuellen ausreichenden Schlaf.

## Schlafen rentiert sich

Guter Schlaf ist eine der besten Energiequellen. Passen Sie gut auf ihn auf. Verschieben Sie unerledigte Aufgaben lieber auf den nächsten Tag als sie noch abends abzuarbeiten. Denn ausgeschlafen erledigen Sie vieles schneller, Sie sind konzentrierter und effektiver. Wer ausreichend schläft ist zudem ausgeglichener und hat weniger Hunger. Schlafen rentiert sich!

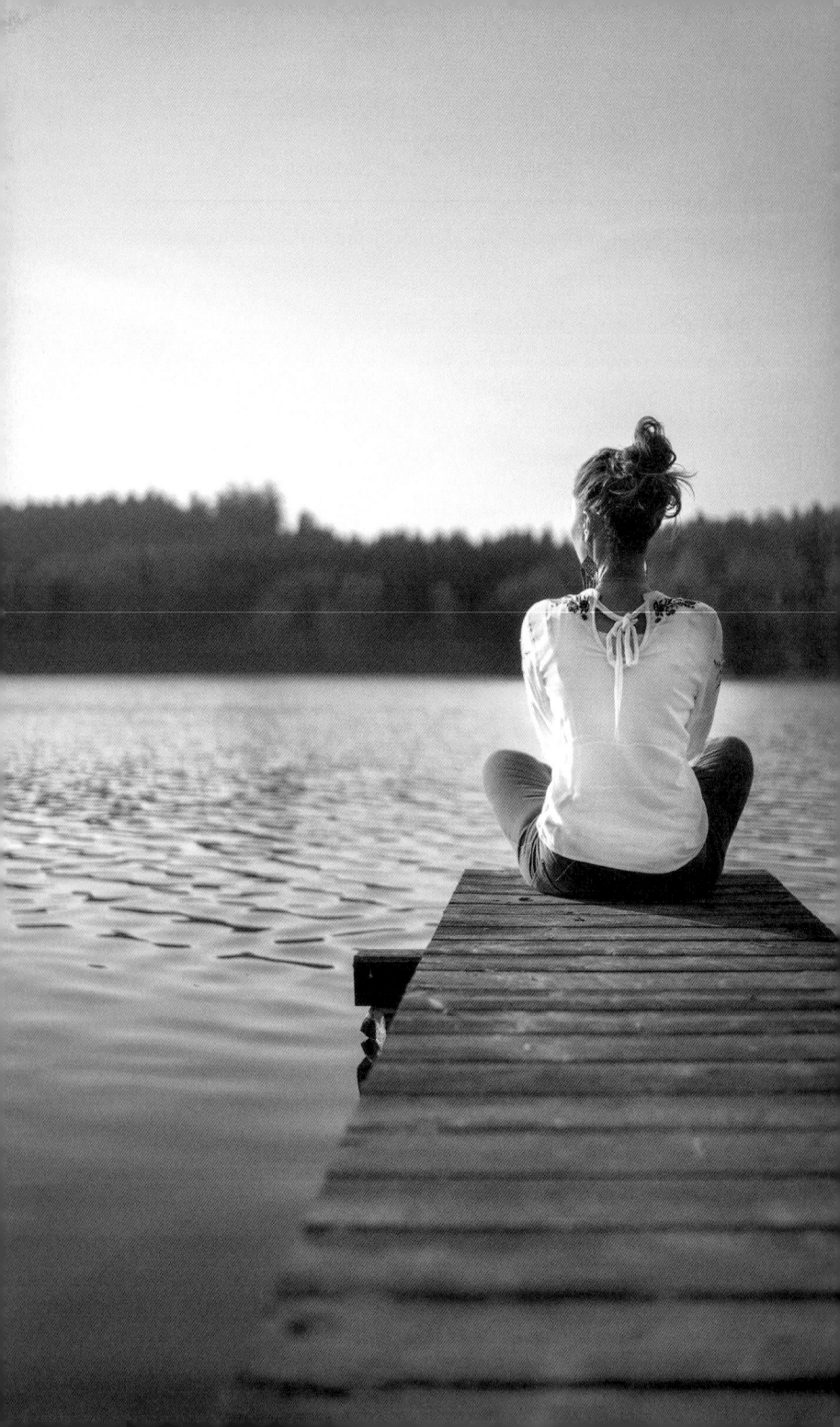

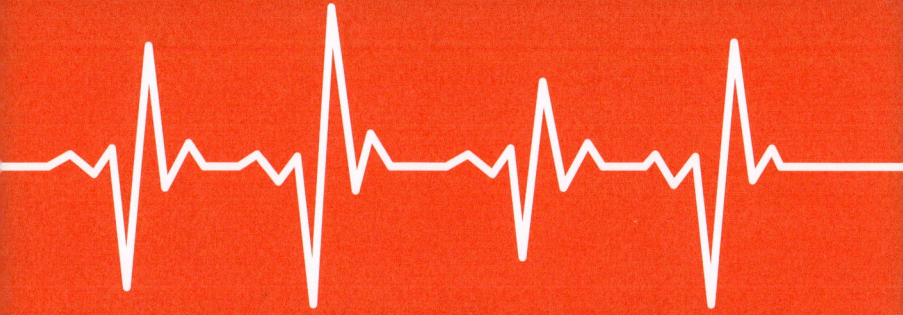

# Ihr Herz will Selbstheilung

*Herzprobleme müssen wir sehr, sehr ernst nehmen. Konsequent handeln und behandeln. Heißt aber nicht immer: Pillen schlucken. Heißt auch nicht unbedingt: Unters Messer. Längst kennen wir andere, bessere Wege als Betablocker und Cholesterinsenker, Ablation und Stent. Nehmen Sie Ihr Herzglück in die eigene Hand: Essen Sie gesund, bewegen Sie sich, kommen Sie mal runter vom Stress. Gönnen Sie sich und Ihrem Herzen eine einmalige Erfahrung: das Wunder der Selbstheilung.*

# TIPP 71

## Kein Befund

Das Herz stolpert. Der Schmerz sticht wie ein Messer in die Brust. Angst treibt einem den Schweiß auf die Stirn. Die Luft bleibt weg. Das Herz rast. Schwindel. Flimmern vor den Augen. Ab zum Arzt. Der macht ein EKG, nimmt Blut ab und sagt: »Alles in Ordnung.«

Doch es passiert wieder und wieder. Im Auto, im Job, zu Hause auf dem Sofa schlägt das Herz nicht so, wie es soll. Herzrasen und/oder Herzschmerzen machen Angst. Sterbensangst. Und ein Spezialist nach dem andern sagt nach Blutuntersuchung, EKG, Ultraschall, Röntgenbild, Herzkatheder: »Ihnen fehlt nichts.« Da wird manch einer zum Psychosomatiker geschickt, und drei Wochen später ist er tot, war doch nicht alles eingebildet, sondern die Ärzte haben den Grund für das Leid übersehen.

Der Arzt hat zwar gesagt, dass alles in Ordnung ist, doch stützt er seine Aussage nur auf eine kleine Auswahl von Analyseverfahren. Es kann gut sein, dass genau das nicht in Ordnung ist, was Ihr Arzt gar nicht getestet hat. Vielleicht stimmt Ihr Elektrolythaushalt nicht, vielleicht fehlen Ihnen wichtige Vitamine. Hat Ihr Arzt Ihr Lipoprotein(a) und Homocystein untersucht? Vielleicht geistert auch zu viel des Stresshormons Cortisol durch Ihren Körper. Oder Sie sind übergewichtig und schlafen schlecht. Zwar zeigen die Veränderungen in Ihrem Körper noch keine krankhaften Auswirkungen direkt auf Ihr Herz, die in die Messkategorien der Ärzte fallen, aber wenn Sie ehrlich sind, spüren Sie, dass etwas nicht stimmt.

Lassen Sie sich nicht abwimmeln. Übernehmen Sie Selbstverantwortung und gehen Sie direkt zum Laborarzt. Dort lassen Sie alle im Buch genannten Parameter untersuchen. Falls aber selbst diese in Ordnung sind und Sie generell gesund leben, stimmt vielleicht etwas anderes nicht. Herzbeschwerden treten gehäuft in schwierigen Lebenssituationen auf, besonders Angst macht dem Herzen zu schaffen.

## Herz-Gefühle

Bei Herzbeschwerden spielt jedoch auch die Psyche eine wichtige Rolle. Stress im Job, Herausforderungen in der Familie, Streit, Krankheiten von nahen Angehörigen belasten. Erst die Gedanken und Emotionen und dann den Körper. Denn Geist und Körper arbeiten eng zusammen.

Daher sollten Sie nicht nur auf Ihr Blut, sondern auch auf Ihr gesamtes Leben schauen. Vielleicht tut es Ihrem Herzen gut, wenn Sie beruflich einen Schritt zurücktreten, wenn Sie Beziehungsprobleme klar ansprechen und gemeinsam nach Lösungen suchen, wenn Sie sich Unterstützung suchen, bei einem Coach oder Therapeuten. Die lassen Sie häufig einen neuen Blick auf Ihre Situation werfen oder helfen, wichtige Schritte endlich zu gehen. Das entlastet, auch das Herz.

Ein Urlaub kann als Sofortmaßnahme helfen. Doch wenn Sie sich nach der Auszeit wieder in Ihrem alten, belastenden Trott wiederfinden, wird es Ihnen auf Dauer nicht besser gehen. Nutzen Sie die freie Zeit lieber, um konkrete Schritte zu planen.

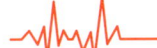 **PRAXISTIPP**

### *Passt mir mein Leben noch?*

- Falls Sie das Gefühl haben, dass auch Ihre Lebensumstände Ihr Herz belasten, beantworten Sie folgende Fragen schriftlich und lesen Sie Ihre Antworten dann einmal pro Woche nach.
  - ♥ Was wollen Sie ändern?
  - ♥ Wie wollen Sie es ändern?

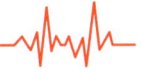

# Betablocker im Sinkflug

Das wohl am Häufigsten verordnete Herzmittel: Betablocker. Soll den Blutdruck senken und den Puls verlangsamen. Ein hoher Blutdruck und Puls entstehen, wenn der Körper aus der natürlichen Balance geraten ist. Medikamente wie Betablocker bringen die gewünschte Balance jedoch nicht zurück, sondern verändern natürliche Abläufe. Das macht auf Dauer nicht gesund, und ohne Nebenwirkungen geht das auch nicht vonstatten.

Betablocker sollen das Herz beruhigen, indem Sie den Betarezeptor blockieren. Rezeptoren sind so etwas wie Andockstellen, die in den Zellmembranen liegen. Jede Herzmuskelzelle hat solche Betarezeptoren, die darauf spezialisiert sind, dass Adrenalin und Noradrenalin andocken können und der Zelle so wichtige Signale geben.

Binden zum Beispiel Adrenalin und Noradrenalin an vielen Herzmuskelzellen gleichzeitig, schlägt das Herz schneller, der Blutdruck steigt. Hier kommen die Betablocker ins Spiel. Sie können ebenfalls an die Betarezeptoren binden. Aber wenn sie daran binden, versteht die Zelle dies jetzt nicht als Signal für mehr Aktivität. Da aber der Rezeptor blockiert ist, können auch kein Adrenalin oder Noradrenalin mehr an den Rezeptor binden. Genau das verhindert einen Blutdruckanstieg. Klingt erst mal logisch.

Nur: Neben den Herzmuskelzellen haben auch Zellen in der Niere Betarezeptoren, außerdem im Fettgewebe und in der Zirbeldrüse, deren Aktivität für eine gute Nachtruhe entscheidend ist. Und da es überall Betarezeptoren gibt, deren Aktivität durch die Betablocker verändert wird, kann es auch überall zu Nebenwirkungen kommen: Gewichtszunahme, steigendes Diabetesrisiko, Potenzstörungen, der Blutdruck kann zu stark abfallen, Herzrhythmusstörungen können entstehen, und Asthma tritt häufiger auf. Es heißt zwar, dass einige Betablocker nur selektiv auf die Betarezeptoren des Herzens wirken, doch Nebenwirkungen werden auch bei diesen Medikamenten genannt.

Das spricht sich herum: Die Beliebtheit von Betablockern ist inzwischen weltweit auf dem Sinkflug. Und eine wachsende Zahl von Beobachtungen spricht dafür, dass der Nutzen sehr eng begrenzt ist, der Schaden aber recht häufig eintritt.

## Wem nützen Betablocker?

15 000 etwa 60-jährige Probanden mit typischen Risikofaktoren wie Bluthochdruck und Typ-2-Diabetes wurden ausgewählt. 6600 von diesen 15 000 bekamen Betablocker, die anderen nicht. Mit folgendem Ergebnis:

**Günstig** waren Betablocker für Patienten, die schon einmal einen Herzinfarkt erlitten hatten. Günstig heißt, die Gefahr einer erneuten Herzattacke wurde gesenkt. Freilich war die Todesrate in den nächsten zwei Jahren exakt die gleiche. Ob mit oder ohne Betablocker. Alle anderen Patienten, also alle ohne Herzinfarkt oder Schlaganfall, hatten keinerlei Nutzen von Betablockern.

**Nicht schädlich** waren Betablocker nach Schlaganfall oder Beinarterienverschluss. Wohlverstanden: Nicht schädlich. Hat also auch nichts genützt.

**Schädlich** waren die Betablocker für alle anderen Patienten: Wer noch keinen Schlaganfall erlitten hatte, hat durch die Betablocker ein erhöhtes Risiko dafür.[31]

Bluthochdruck ist kein Mangel an Betablockern, sondern ein Symptom, das auftritt, wenn die Balance verloren gegangen ist. Bluthochdruck tritt häufig bei Übergewicht, Bewegungsmangel, bei hohem Alkoholkonsum oder bei Rauchern sowie bei einer niedrigen Kaliumzufuhr auf. Kalium ist vor allem in Gemüse enthalten. Auch Stress begünstigt Bluthochdruck.

Betablocker werden weder das Gewicht reduzieren noch den Bewegungsmangel ausgleichen, sie werden nicht die negativen Auswirkungen des Rauchens und des Alkohols minimieren, den Kaliumspiegel erhöhen oder die Stressgedanken abbauen. Betablocker heilen nicht. Ein genetisch korrekter Lebensstil jedoch schon.

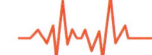 

**PRAXISTIPP**

## *Ganz einfach korrekt*

- Stellen Sie Ihr Leben auf genetisch korrekt um:
  - ♥ No Carb, Vitamine, Mineralstoffe, Proteine und Fette
  - ♥ Bewegung
  - ♥ entspanntes Denken
- Und lassen Sie sich keine Betablocker verschreiben. Falls Sie welche nehmen sollten, setzen Sie sie ab. (Mehr zu diesem Thema finden Sie im Tipp »Medikamente absetzen – aber richtig«)

Vitamin C senkt ebenfalls den Blutdruck, ganz ohne Nebenwirkungen. Bereits 1999 wurde eine Studie in der renommierten Fachzeitschrift »The Lancet« veröffentlicht, in der Wissenschaftler über die blutdrucksenkende Wirkung des Wundervitamins berichteten. Allerdings wurde den Patienten nur 500 mg täglich verabreicht. In meinen Augen viel zu wenig, denn in nur 15 Minuten Stress verbraucht Ihr Körper 300 bis 350 mg Vitamin C. In einer Stunde verlieren Sie 1,5 Gramm des wichtigen Vitamins.

**TIPP 73**

# Ein Stent heilt nicht

Ein Stent ist ein kleines röhrenförmiges Drahtgebilde. Es wird in verengte Herzkranzgefäße geschoben und soll dort gefährliche Engstellen dauerhaft offen halten. Stents sind vielleicht kleine medizintechnische Wunderwerke – aber sie wirken keine Wunder. Denn an der einen geklempnerten Stelle fließt das Blut vielleicht wieder, doch was ist mit den unzähligen weiteren Abschnitten der Herzkranzgefäße? Die werden immer enger, wenn Sie nicht aktiv Ihr Leben verändern.

Arterienverkalkung, so nennen Sie die Arteriosklerose im Alltag, verstopft Blutgefäße. Ausgelöst durch zu viele Kohlenhydrate, Bewegungsmangel und Alkohol. Gute Nachricht: Ihre auf Dauer tödlichen Engstellen können Sie wieder weit stellen. Sie bilden sich zurück mit genetisch korrekter Ernährung und Bewegung. Vor allem mit No Carb – Ihr Trumpf im Kampf gegen Arteriosklerose.

Damit die Zellen heilen, brauchen Sie ein starkes Immunsystem. Das bekommen Sie mit einer Ernährung reich an Proteinen, Fetten und Gemüse, zusätzlichen Proteinshakes und sinnvollen Nahrungsergänzungsmitteln. Besonders wichtig:

- B-Vitamine
- Carotinoide, Vitamin A
- Eisen
- Folsäure
- Jod
- Kupfer
- Mangan
- Molybdän
- Selen
- Vitamin C
- Vitamin $D_3$

- Vitamin E
- Vitamin K$_2$
- Zink

Sie ahnen es schon: Die richtigen Nährstoffe sind für das Herz nur die halbe Miete. Die andere Hälfte ist Bewegung. Sport. Anstrengung. Sollten Ihre Arterien sehr starke Engstellen aufweisen, beginnen Sie mit dem Sport moderat. Konzentrieren Sie sich zunächst auf die Gewichtsabnahme, No Carb und Ihre Nährstoffe. Das macht Ihre Arterien frei, und dann können Sie sich körperlich mehr fordern. Das wird dazu führen, dass Ihre »alten« Gefäße offen bleiben und sich sogar neue Blutgefäße zur Versorgung des Herzmuskels bilden.

## Stentaufklärung

Die renommierte US-amerikanische Mayo Clinic klärt auf ihrer Webseite über die beachtlichen Risiken einer Stentoperation folgenderweise auf:

- In 15 Prozent der Fälle verengt sich genau die Stelle, an der ein Stent gesetzt wurde.
- Blut kann an den Stellen des Stents verklumpen, so kann es zu einem Herzinfarkt kommen.
- Bei der Operation wird eventuell das Blutgefäß beschädigt.
- Während der Operation kann es zu Nierenproblemen kommen.
- Einige Patienten erleiden während der OP einen Schlaganfall.
- Und in einigen Fällen kommt es zu Herzrhythmusstörungen nach der Operation.

Ein Stent heilt keine Herz-Kreislauf-Erkrankung – auf diese Aussage legt die Mayo Clinic großen Wert. Sie rät zu Normalgewicht, Sport und dazu, das Rauchen zu beenden, um das Herz wieder in einen gesünderen Zustand zu versetzen.[32]

Wissen Sie eigentlich, warum so wenige Kardiologen Ihr Blut untersuchen und Nahrungsergänzung verschreiben? Warum so wenige Kardiologen Sie zum Abnehmen bewegen? Warum Sie niemand zu Sport, sagen wir ruhig: verdonnert?

Das hat vier Gründe: Erstens folgen die allerwenigsten Patienten einem solchen Rat, kann ich aus eigener Erfahrung bestätigen. Viele, sehr viele wollen lieber Medikamente einnehmen. Wenn fast niemand so einen guten Rat befolgt, kann ein Arzt irgendwann die Lust verlieren, sich den Mund fusselig zu reden. Verstehe ich.

Zweitens werden Ärzte häufig nicht molekularmedizinisch ausgebildet. Heißt: Sie lernen zwar, wie man eine Diagnose erstellt und welche Medikamente man aufgrund dieser Diagnose verschreibt. Sie lernen aber nicht, wie man im Blut messbare Nährstofflücken mit Erkrankungen in Verbindung bringt – und wie man diese Krankheiten durch simples Auffüllen von Defiziten heilt.

Jetzt der dritte Punkt: Ärzte arbeiten nach Leitlinien. Zu jeder Erkrankung gibt es festgelegte Therapien, Leitlinien genannt. Handelt ein Arzt danach, ist er auf der sicheren Seite. Denn selbst wenn es einem Patienten durch die Therapie schlechter geht und er klagt, passiert dem Arzt nichts. Anders, wenn der Arzt Sport und Nahrungsergänzungsmittel verschreibt, das ist nicht leitliniengetreu. Geht es einem so beratenen Patienten schlechter und er klagt, hat der Arzt ein Problem.

Viertens: Medizin ist ein Geschäft. Pharma ist ein hartes Geschäft. Deshalb lernen Medizinstudenten heute, dass sie wirtschaftlich optimiert heilen sollen; Klinikärzte müssen Umsatz machen. Eine Stentoperation ist ein lukratives Geschäft! Mund fusselig reden und eine ausführliche Blutanalyse hingegen nicht, die simple Empfehlung von genetisch korrekter Ernährung, Bewegung und Meditation erst recht nicht.

Sie haben es in der Hand! Es ist Ihre Entscheidung, es ist Ihr Leben. Sie können Ihre Blutgefäße von Ablagerungen und Engstellen befreien, ganz ohne Operation. Oder Sie legen sich unters Messer und hoffen, dass es gut geht.

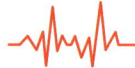 

# Bluttuning: Vitamine, Mineralstoffe und Omega 3

| Nährstoff | Empfohlene Blutwerte | Tagesdosis bei einem Mangel |
|---|---|---|
| Vitamin A | 1000–2000 µg/l | 2600–8000 I.E. |
| Jod (im Serum) | 40–80 µg/l | 150–200 µg Schwangere: 220 µg |
| Molybdän | 0,3–1,3 µg/l | 50–100 µg |
| Eisen | Siehe Tipp 24 »Eisen stählt das Herz« (S. 74) | |
| Vitamin B12 | Siehe Tipp 4 »Gefahrstoff Homocystein« (S. 22) | |
| Vitamin E | Siehe Tipp 46 »Vitamin E: Glauben Sie nicht alles …« (S. 126) | |
| Vitamin D3 | Siehe Tipp 47 »Vitamin D: oft Mangelware« (S. 127) | |
| Folsäure | Siehe Tipp 4 »Gefahrstoff Homocystein« (S. 22) | |
| Kupfer | Siehe Tipp 25 »Elektrolyte aus der Balance« (S. 77) | |
| Magnesium | Siehe Tipp 25 »Elektrolyte aus der Balance« (S. 77) | |
| Mangan | Siehe Tipp 27 »In Spuren wichtig: Selen, Zink …« (S. 86) | |
| Omega-3-Index | Siehe Tipp 18 »Omega 3« (S. 58) | |
| Selen | Siehe Tipp 27 »In Spuren wichtig: Selen, Zink …« (S. 86) | |
| Zink | Siehe Tipp 4 »Gefahrstoff Homocystein« (S. 22) | |

# Ablation muss nicht sein

Zu einer Ablation raten Ärzte, wenn das Herz aus dem Rhythmus geraten ist, wenn das Signal zum Zusammenziehen sich nicht mehr richtig über den Herzmuskel verteilt. In einem gesunden Herzen entsteht im Sinusknoten das elektrische Signal für die rhythmische Kontraktion des Herzens, daher wird er auch Schrittmacher genannt. Er ist etwa 0,5 Zentimeter groß, sieht aus wie ein Komma und befindet sich in der Wand des rechen Vorhofs. Das Signal breitet sich dann über die Vorhöfe über bestimmte Erregungsleitungen aus. Bei einer Ablation werden durch Kälte oder Hitze einige dieser Erregungsleitungen bewusst verletzt, so dass sie Narben bilden und nicht mehr funktionieren. Die Idee dahinter: Da bei Herzrhythmusstörungen irgendetwas mit der Erregungsleitung nicht funktioniert und häufig zu viele und zu schnelle Signale stattfinden, bringt man das System wieder in Ordnung, indem man einige dieser Leitungen zerstört. Vergleichen kann man das mit der Unternehmenssoftware eines Betriebes. Irgendwie kommen zu viele Nachrichten mit unbrauchbarem Inhalt bei den Mitarbeitern an. Anstatt die Software zu überprüfen, im Falle des Herzens sind das vor allem die Mineralstoffe, zerstört man Teile der Kabel, mit denen die Computer vernetzt sind, in der Hoffnung, dass sich dann die Nachrichtenflut wieder normalisiert.

## Risiko Operation

Natürlich ist so eine Operation riskant. Das Herz kann sich entzünden, Blutgefäße am Herzen können verletzt werden, durch die Operation verschlimmern sich möglicherweise die Herzrhythmusstörungen, Schlaganfall, Herzinfarkt – kann alles passieren. In etlichen Fällen schlägt das Herz auch nach der OP nicht im Rhythmus, dann wird normalerweise die Operation noch einmal durchgeführt. Daher fragen sich auch Wissenschaftler, ob diese Therapie genügend Wirkung zeigt, um sie regelmäßig anzuwenden.

In der renommierten Fachzeitschrift *International Journal of Cardiology* erschien 2013 eine Metaanalyse zu Nutzen und Risiken von Ablationen. Die Wissenschaftler werteten elf bereits veröffentlichte Studien aus. Sie kamen zum Ergebnis, dass die Ablation einigen Patienten helfen kann, allerdings nur den Patienten, deren Herzaktivität immer beschleunigt ist (nonparoxysmale Tachykardie). Tritt die Herzbeschleunigung anfallartig auf (paroxysmale Tachykardie), hilft eine Ablation nicht. Das Hauptrisiko dieser Operation besteht darin, dass sich die Herzrhythmusstörungen verschlimmern.[33]

Operationen, die nicht heilen schlagen weitere Wunden, psychische. Die Angst nie wieder gesund zu werden wächst, Angst vor dem Infarkt oder Schlaganfall. Angst, dass es dem Herzen immer schlechter gehen wird, der Lebensmotor sich langsam verabschiedet. Das Herz leidet noch mehr.

Schätzen Sie das Risiko der Operation für Ihren persönlichen Fall ab. Holen Sie eine Zweitmeinung ein. Zusätzlich sollten Sie Ihren Elektrolythaushalt untersuchen lassen, Sport treiben, Nährstofflücken füllen und vor allem Stress abbauen. Verwöhnen Sie Ihr Herz täglich.

TIPP **75**

# Gewinnen Sie den Wettlauf mit der Zeit

Um 1600 vor Christus stand in den Papyrusrollen von Ebers: »Und findest du einen Mann, dessen Brust schmerzt und der auch an Schmerzen an seinem Oberarm und seinem Magen leidet, so sollst du ihm sagen, dass der Tod ihm naht.«

Heute muss man das nicht sagen, man kann was tun, aber schnell. Nur weil viele nicht schnell handeln, holt jeden zweiten Herzinfarktkandidaten der Tod ein. Bei einem Infarkt aber zählt jede Minute. Also sofort die Notarztnummer (112) anrufen, ganz schnell ins Krankenhaus. Damit so wenig Herzmuskelgewebe wie möglich durch Sauerstoffmangel zerstört wird. Der Kardiologe in der Klinik muss dann schnell den Blutpfropfen, der das Gefäß verschließt, wieder auflösen. Er legt eine Infusion mit blutverdünnenden Medikamenten. Die Lyse – wie man dieses Verfahren nennt – ist in den ersten drei bis vier Stunden am erfolgreichsten.

Oft wird das Gefäß auch mechanisch geöffnet: Man führt einen Katheder in das verschlossene Gefäß, weitet dieses per Ballondilatation und bringt eventuell einen Stent ein. Sind aber mehrere Gefäße verengt, muss man oft eine Umleitung legen – einen Bypass.

Woher weiß man, dass es ein Infarkt ist? Der Kardiologe erkennt das an Veränderungen im EKG. Und er kann mit dem Troponintest im Blut mit fast 100-prozentiger Sicherheit feststellen, ob ein Infarkt vorliegt oder nicht. Troponin ist ein Eiweißbaustein des Muskelgewebes. Wird der Herzmuskel durch einen Infarkt geschädigt, tritt Troponin ins Blut über.

Männer haben zwar häufiger Herz-Kreislauf-Erkrankungen als Frauen, aber wenn der Infarkt da ist, sterben mehr Frauen daran. Das liegt allerdings größtenteils daran, dass Frauen im Durchschnitt bei einem Infarkt älter sind als Männer. Vergleicht man die Sterblichkeit von Männern und Frauen, die ähnlich alt sind, so unterscheidet sie sich nicht mehr.

Doch sollten Frauen trotzdem wachsam sein, denn bei ihnen zeigt sich der Infarkt anders als bei Männern.

Mit unspezifischen Symptomen. Dazu gehören Kurzatmigkeit, Übelkeit, Erbrechen und Beschwerden im Oberbauch. Frauen haben im Gegensatz zu Männern weniger Schmerzen während eines Infarkts, er kann sich bei Ihnen stattdessen mit Druck- oder Engegefühlen zeigen. Insbesondere, wenn diese Krankheitsanzeichen ungewöhnlich heftig auftreten, sollten Sie an einen Herzinfarkt denken. Rufen Sie lieber einmal zu viel den Notarzt, als einmal zu wenig. Unabhängig von der Art und der Intensität der Beschwerden kann es jederzeit zu einem Herzstillstand kommen.

## Wann schlägt der Infarkt zu?

Die meisten trifft es morgens um sechs. Vor dem Aufwachen schaltet der Körper auf Leistung um und produziert mehr Stresshormone. Der Blutdruck steigt – etwas zu stark, und der Infarkt ist da.

Winterfalle: Über die Feiertage wird gut gegessen, zu viel und zu süß. Das lastet auf dem Herzen. Wenn man dann bei extremer Kälte (minus fünf Grad und darunter) zur Schneeschippe greift, kann das böse enden. Anstrengende Tätigkeiten bei starker Kälte können Angina Pectoris auslösen und zum Herzinfarkt führen.

Sommerfalle: Wer Probleme mit dem Herzen hat, verträgt auch starke Hitze nicht. Sie weitet die Gefäße. Das Herz muss mehr arbeiten. Ist anfälliger für einen Infarkt.

Infarkte verlaufen oft völlig untypisch. Mitunter merkt man nicht einmal, dass man einen hatte. Doch es gibt auch einige typische Symptome:

- Starkes Engegefühl, heftiger Druck im Brustkorb.
- Angst und Unruhe kommen auf.
- Der Schmerz sticht, brennt und beklemmt, tritt plötzlich und heftig auf. Hält länger als fünf Minuten an. (Verschwindet auch nicht durch Nitropräparate.)

- Die Schmerzen im Brustkorb können ausstrahlen in den linken Arm und die linke Hand, in Rücken, Hals, Kiefer und Oberbauch.
- Zusätzlich zum Brustschmerz können Atemnot, Übelkeit, Erbrechen auftreten.
- Bei Frauen sind Atemnot, Übelkeit und Erbrechen nicht selten alleinige Alarmzeichen.
- Das Gesicht wird blass und fahl, kalter Schweiß bricht aus.
- Ein Schwächeanfall kann in Bewusstlosigkeit enden.

Bei schweren, länger als fünf Minuten anhaltenden Schmerzen im Brustkorb nicht Zähne zusammenbeißen, sondern sofort den Notarzt rufen.

Angehörige sollten den Patienten trösten und beruhigen, zu enge Kleidung öffnen und ihn bequem hinlegen. Wenn vorhanden: Zwei Nitrokapseln zerbeißen lassen oder zwei Schübe Nitrospray in den Mund geben. Wenn möglich: Ein Aspirin geben.

Ist der Patient bewusstlos, atmet er nicht mehr, bewegt sich der Brustkorb nicht und kann man keinen Puls an der Halsschlagader fühlen: Sofort wiederbeleben!

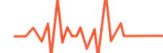 **PRAXISTIPP**

## *Wiederbeleben: Wie geht das?*

- Wie Sie eine Wiederbelebung durchführen, lernen Sie in einem Erste-Hilfe-Kurs.
- Das Deutsche Rote Kreuz bietet sie regelmäßig an, es lohnt sich, mal wieder an einem teilzunehmen.

# Eigeninitiative

Vielleicht finden Sie einen Arzt, der neben den gängigen Untersuchungen auch noch Vitamine und Mineralstoffe, den Omega-3-Index und Ihre Aminosäuren im Blut untersuchen lässt und die Werte mit Ihnen im Anschluss bespricht. Diese Ärzte sind jedoch rar. Medizinstudenten lernen an der Uni normalerweise nichts über die direkten Zusammenhänge zwischen Nährstofflücken, Bewegungsmangel und chronischen Erkrankungen. Nur in den ersten zwei Jahren ihres Studiums befassen sie sich mit den normalen, den gesunden Stoffwechselabläufen. Danach wird's finster. Drohmedizin. Dann lernen sie nur noch, wie sie eine Diagnose stellen und welche Medikamente und Operationen dazu passen.

Ich beschäftige mich seit über 30 Jahren damit, wie Nährstoffe, wie Bewegung und wie Meditation heilen. Ich orientiere mich an der orthomolekularen Medizin; mittlerweile gibt es eine neue Medizinrichtung, die genau so arbeitet, wie ich es seit 30 Jahren praktiziere: Functional Medicine. Doch in den Hausarztpraxen ist dieses Wissen zum Großteil noch nicht angekommen, Veränderungen brauchen oft sehr lange.

Damit Sie nicht unnötig lange warten müssen, nehmen Sie Ihr Blut lieber selbst in die Hand, suchen Sie sich ein Labor. An so ein Labor kann man sich auch direkt wenden, ohne einen Arzt. Die können vor Ort Blut abnehmen und alles nach Ihren Wünschen untersuchen. Mittlerweile gibt es auch Bluttests im Internet zu kaufen, auch das kann in einigen Fällen hilfreich sein.

Das Problem dabei: Sie haben niemanden, der Ihnen die Ergebnisse erklärt. Zwar stehen auch auf Laborberichten manchmal kurze Erläuterungen, wie es zu einem Mangel oder einem Überschuss kommen kann, doch stehen Sie mit den Zahlenangaben und den Maßeinheiten manchmal sehr alleine da.

Für jeden Nährstoff gibt es eine Standardmaßeinheit. Heißt SI-Einheit und ist häufig mmol/l – Millimol pro Liter. Einige Labors liefern ihre Ergebnisse aber in mg/l oder µg/l oder, oder, oder. Meter lassen sich einfach in Zentimeter umrechnen, einfach mit hundert multiplizieren. Bei der Umrechnung von mg oder µg in mmol ist das nicht so einfach. Denn jeder Stoff hat eine andere molare Masse, und für die Umrechnung braucht man den Wert der molaren Masse des speziellen Stoffs. Magnesium hat eine andere molare Masse als Kalzium. Glücklicherweise gibt es online Hilfe. Da gibt es Seiten, auf denen man nur das Element auswählen muss und dann den Messwert eingeben kann. Ein Klick, und der Wert ist umgerechnet.

Wenn Sie die Messwerte Ihres Labors erfolgreich umgerechnet haben und sie mit meinen Empfehlungen vergleichen, gibt es ein weiteres Problem: Jedes Labor verwendet andere Apparate, und das beeinflusst die Ergebnisse. Daher muss jedes Labor seine eigenen Referenz- bzw. Normalwerte bestimmen. Vergleichen Sie Ihre Werte darum als Erstes mit den Normalwerten Ihres Labors und erst als Zweites mit meinen Empfehlungen.

Sie sollten sich allerdings auch nicht nur auf Ihr Selbstexperiment verlassen. Vielleicht interpretieren Sie einige Symptome falsch, vielleicht geben weitere Untersuchungen bei einem Arzt mehr Klarheit über Ihren Gesundheitszustand. Die Schulmedizin hat hervorragende Diagnoseverfahren, es lohnt sich, sie zu nutzen. Lassen Sie Ihren Gesundheitszustand von einem Arzt einschätzen. Denken Sie über eine umfangreiche Blutuntersuchung nach. Wenn Sie die Ergebnisse haben, wägen Sie ab, welcher Weg für Sie in Ihrer ganz individuellen Situation der beste ist.

# Medikamente absetzen – aber richtig!

Sie können sich eine Krankheit vorstellen wie den schiefen Turm von Pisa. Etwas in Ihrem Körper ist aus der Balance geraten. Medikamente sind so etwas wie eine Stütze, die verhindert, dass der Turm ganz umfällt. Anders gesagt: Medikamente halten die Symptome Ihrer Erkrankung in einem Maß, dass Sie leben können. Nur dürfen Sie von diesen Medikamenten keine Heilung erwarten.

Molekularmedizin, das heißt genetisch korrekte Ernährung, Bewegung und ruhige Gedanken, hingegen bringt den Körper zurück ins Gleichgewicht. Der schiefe Turm richtet sich aus eigener Kraft wieder auf. Dieses Wunder ist die Selbstheilungskraft, die Sie alle haben. Medikamente können dieses Wunder nicht vollbringen.

Ob Sie ein Medikament eigenmächtig absetzen können oder nicht, hängt vom Grad Ihrer Schieflage ab. Sollten Sie gerade erst die Diagnose einer leichten Herz-Kreislauf-Erkrankung bekommen haben, verstehen Sie die Diagnose als Warnhinweis. Krempeln Sie Ihr Leben komplett um – ohne Medikamente – und lassen Sie sich regelmäßig untersuchen.

Haben Sie jedoch schon drei Herzinfarkte überlebt und nehmen regelmäßig eine ganze Batterie an Medikamenten ein, dann befindet sich Ihr System bereits in einer schweren Schieflage. Dann braucht es die Medikamente als Stütze. Nach einiger Zeit No Carb, Nahrungsergänzungsmitteln und moderater Bewegung sinkt erfahrungsgemäß Ihr Blutdruck, und Ihre Blutfettwerte normalisieren sich, auch wenn Sie weiterhin Medikamente einnehmen.

Dann sollten Sie achtsam Ihren Körper und Ihre Blutwerte beobachten, denn wahrscheinlich wird die Dosis Ihrer bisher verschriebenen Medikamente dann zu stark sein und muss verringert werden. Muss! Je gesünder Sie werden, je mehr sich also Ihren Pisaturm aufrichtet, desto mehr stören Medikamente Ihr System. Das Zusammenwirken von Ihrem natürlichen, gesunden Lebensstil und Ihren künstlichen Blutdrucksenkern kann zum Beispiel zu einem viel zu niedrigen Blutdruck führen – dann droht Ihnen eine Ohnmacht.

Medikamente unterstützen vielleicht, aber heilen nicht. Und fast alle Medikamente erzeugen Nebenwirkungen, die Ihren Körper noch weiter aus der Balance bringen. Stellen Sie sich die Nebenwirkungen im Pisaturm-Vergleich so vor: Das Medikament bildet die Stütze, so dass der Turm nicht umfällt. Gleichzeitig greift das Medikament aber das noch gesunde Mauerwerk an, das anfängt zu bröckeln. Wenn sich die Einnahme der Medikamente dann über Jahre zieht, fällt der Turm zwar dank seiner Stütze nicht um, stürzt aber in sich zusammen. Weil das Mauerwerk marode geworden ist! Würde der Turm umkippen, wäre die Todesursache die eigentliche Krankheit. Kollabiert der Turm aufgrund der Mauerwerkschäden, entspricht das dem Tod durch die Nebenwirkungen der Medikamente.

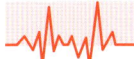 **SELBST-CHECK**

## Hinschauen!

Wenn Sie Ihre Medikamente reduzieren, beobachten Sie sehr genau Ihre körperlichen Veränderungen: Blutdruck, Puls, Blutfettwerte, Leistungsfähigkeit (EKG-Untersuchung), allgemeines körperliches Wohlbefinden. Wenn Sie einen Arzt haben, der Sie bei diesem Schritt begleiten möchte und kann, ist das ideal.

Steigt Ihr Blutdruck ohne die Medikamente rapide an? Bekommen Sie dicke Beine, oder fällt Ihnen das Atmen schwerer? In solchen Fällen sollten Sie Ihre Medikamente nicht komplett absetzen, sondern – wenn möglich – nur etwas reduzieren.

# Quellen

1. Wu N, Shen H, Liu H, Wang Y, Bai Y, Han P. Acute blood glucose fluctuation enhances rat aorta endothelial cell apoptosis, oxidative stress and pro-inflammatory cytokine expression in vivo. *Cardiovascular Diabetology*. 2016;15(1):109.

2. Cheng CW, Villani V, Buono R, Wei M, Kumar S, Yilmaz OH, Cohen P, Sneddon JB, Perin L, Longo VD. Fasting-Mimicking Diet Promotes Ngn3-Driven β-Cell Regeneration to Reverse Diabetes. *Cell*. 2017;168(5):775-788.

3. da Luz PL, Favarato D, Faria-Neto JR Jr, Lemos P, Chagas AC. High ratio of triglycerides to HDL-cholesterol predicts extensive coronary disease. *Clinics (Sao Paulo)*. 2008;63(4):427-32.

4. Lonn EM et al. Blood-Pressure Lowering in Intermediate-Risk Persons without Cardiovascular Disease. *The New England Journal of Medicine*. 2016;374(21):2009-20.

5. Gøtzsche, PC. *Tödliche Medizin und organisierte Kriminalität – Wie die Pharmaindustrie das Gesundheitswesen korrumpiert*. München: riva; 2015; S.366.

6. Molyneux SL, Florkowski CM, George PM, Pilbrow AP, Frampton CM, Lever M, Richards AM. Coenzyme Q10: an independent predictor of mortality in chronic heart failure. *Journal of the American College of Cardiology*. 2008;52(18):1435-41.

7. Rose O. Evidenzlage und Nebenwirkungen der Cholesterin-senker-Therapie. *Deutsche Apotheker Zeitung*. 2013;10:38.

8. Pollmer U. Cholesterin schadet? Alles erfunden! Deutschlandfunk Kultur. 05.06.2015 unter: https://www.deutschlandfunk-kultur.de/studie-zum-herzinfarkt-risiko-cholesterin-schadet-alles.993.de.html?dram:article_id=321789, letzter Zugriff am 31.07.2018.

9. Siri-Tarino PW, Sun Q, Hu FB, Krauss RM. Meta-analysis of prospective cohort studies evaluating the association of saturated fat with cardiovascular disease. *The American Journal of clinical Nutrition*. 2010;91(3):535-46.

10. Harris WS, Von Schacky C. The Omega-3 Index: a new risk factor for death from coronary heart disease? *Preventive Medicine.* 2004;39(1):212-20.

11. Qin C, Lv J, Guo Y, Bian Z, Si J, Yang L, Chen Y, Zhou Y, Zhang H, Liu J, Chen J, Chen Z, Yu C, Li L; China Kadoorie Biobank Collaborative Group. Associations of egg consumption with cardiovascular disease in a cohort study of 0.5 million Chinese adults. *Heart (British Cardiac Society).* 2018. pii: heartjnl-2017-312651.

12. McClellan WS, Du Bois E.F. Prolonged Meat Diets with a Study of Kidney function and Ketosis. *Journal of Biological Chemistry.* 1930;45:651-668.

13. Nowson C, O'Connell S. Protein Requirements and Recommendations for Older People: A Review. *Nutrients.* 2015;7(8):6874-99.

14. Wood AM et. al. Risk thresholds for alcohol consumption: combined analysis of individual-participant data for 599 912 current drinkers in 83 prospective studies. *Lancet.* 2018;391(10129):1513-23.

15. Gill D, Del Greco MF, Walker AP, Srai SKS, Laffan MA, Minelli C. The Effect of Iron Status on Risk of Coronary Artery Disease: A Mendelian Randomization Study-Brief Report. *Arteriosclerosis, Thrombosis, and Vascular Biology.* 2017;37(9):1788-1792.

16. Rimm EB, Ascherio A, Giovannucci E, Spiegelman D, Stampfer MJ, Willett WC. Vegetable, fruit, and cereal fiber intake and risk of coronary heart disease among men. *JAMA.* 1996;275(6):447-51.

17. Kim J, Choi J, Kwon SY, McEvoy JW, Blaha MJ, Blumenthal RS, Guallar E, Zhao D, Michos ED. Association of Multivitamin and Mineral Supplementation and Risk of Cardiovascular Disease: A Systematic Review and Meta-Analysis. *Circulation. Cardiovascular Quality and Outcomes.* 2018;11(7):e004224.

18. Haslam A, Prasad V. Multivitamins Do Not Reduce Cardiovascular Disease and Mortality and Should Not Be Taken for This Purpose: How Do We Know That? *Circulation. Cardiovascular Quality and Outcomes.* 2018;11(7):e004886.

19. Djoussé L, Hopkins PN, North KE, Pankow JS, Arnett DK, Ellison RC. Chocolate consumption is inversely associated with prevalent coronary heart disease: the National Heart, Lung, and Blood Institute Family Heart Study. Clinical Nutrition. 2011 Apr;30(2):182-7.

20. Kelly TN, Bazzano LA, Ajami NJ, He H, Zhao J, Petrosino JF, Correa A, He J. Gut Microbiome Associates With Lifetime Cardiovascular Disease Risk Profile Among Bogalusa Heart Study Participants. *Circulation Research.* 2016;119(8):956-64.

21. Maier L, Pruteanu M, Kuhn M, Zeller G, Telzerow A, Anderson EE, Brochado AR, Fernandez KC, Dose H, Mori H, Patil KR, Bork P, Typas A. Extensive impact of non-antibiotic drugs on human gut bacteria. *Nature.* 2018;555(7698):623-628.

22. Michalk C. *Das Handbuch zu Ihrem Körper.* North Charleston: CreateSpace Independent Publishing Platform; 2014. S. 132/133.

23. Edwards IJ, Dallas ML, Poole SL, Milligan CJ, Yanagawa Y, Szabó G, Erdélyi F, Deuchars SA, Deuchars J. The neurochemically diverse inter-medius nucleus of the medulla as a source of excitatory and inhibitory synaptic input to the nucleus tractus solitarii. *The Journal of Neuro-science.* 2007;27(31):8324-33.

24. Mills PJ, Redwine L, Wilson K, Pung MA, Chinh K, Greenberg BH, Lunde O, Maisel A, Raisinghani A, Wood A, Chopra D. The Role of Gratitude in Spiritual Well-being in Asymptomatic Heart Failure Patients. *Spirituality in Clinical Practice.* 2015;2(1):5-17.

25. Redwine LS, Henry BL, Pung MA, Wilson K, Chinh K, Knight B, Jain S, Rutledge T, Greenberg B, Maisel A, Mills PJ. Pilot Randomized Study of a Gratitude Journaling Intervention on Heart Rate Variability and Inflammatory Biomarkers in Patients With Stage B Heart Failure. *Psychosomatic Medicine.* 2016;78(6):667-76.

26. Hughes JW, Fresco DM, Myerscough R, van Dulmen MH, Carl-son LE, Josephson R. Randomized controlled trial of mindfulness-based stress reduction for prehypertension. *Psychosomatic Medicine.* 2013;75(8):721-8.

27. Dergance JM, Calmbach WL, Dhanda R, Miles TP, Hazuda HP, Mouton CP. Barriers to and benefits of leisure time physical activity in the elderly: differences across cultures. *Journal of the American Geriatrics Society.* 2003;51(6):863-8.

28. Feldman Barrett L. *How emotions are made – the secret life of the brain.* London: Macmillan; 2017, S. 113.

29. Davidson KW, Mostofsky E, Whang W. Don't worry, be happy: positive affect and reduced 10-year incident coronary heart disease: the Canadian Nova Scotia Health Survey. *European Heart Journal.* 2010;31(9):1065-70.

30. Secunda A. *The 15-Second Principle: Short, Simple Steps to Achieving Long-Term Goals.* Franklin Lakes: Career Press; 2004.

31. Bangalore S, Bhatt DL, Steg PG, Weber MA, Boden WE, Hamm CW, Montalescot G, Hsu A, Fox KA, Lincoff AM. β-blockers and cardiovascular events in patients with and without myocardial infarction: post hoc analysis from the CHARISMA trial. *Circulation: Cardiovascular Quality and Outcomes.* 2014;7(6):872-81.

32. Mayo Clinic. Coronary angioplasty and stents. Unter https://www.mayoclinic.org/tests-procedures/coronary-angioplasty/about/pac-20384761. Letzter Zugriff am 11.07.2018.

33. Wu SH, Jiang WF, Gu J, Zhao L, Wang YL, Liu YG, Zhou L, Gu JN, Xu K, Liu X. Benefits and risks of additional ablation of complex fractionated atrial electrograms for patients with atrial fibrillation: a systematic review and meta-analysis. *International Journal of Cardiology.* 2013;169(1):35-43.

# Register

# Notizen

# Notizen

# neue strategien
## für gesundheit und wohlbefinden

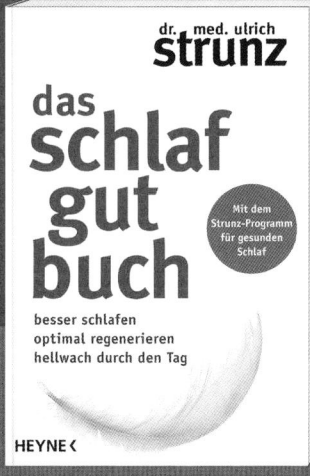

ISBN 978-3-453-20283-2

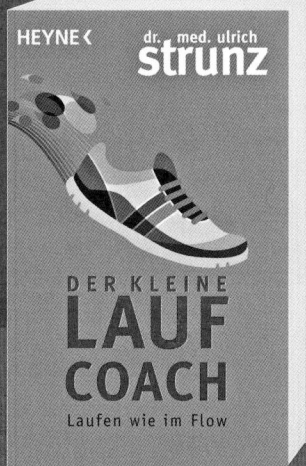

ISBN 978-3-453-60441-4

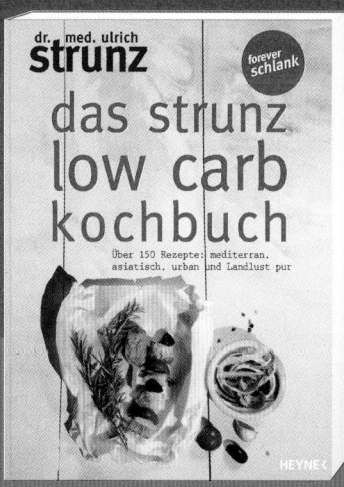

ISBN 978-3-453-20144-6

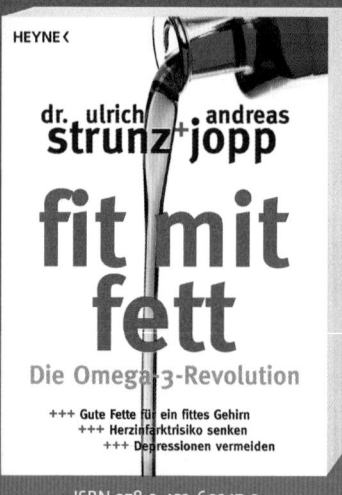
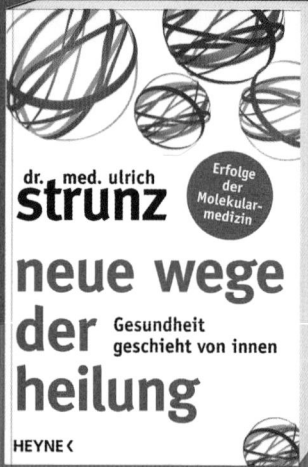
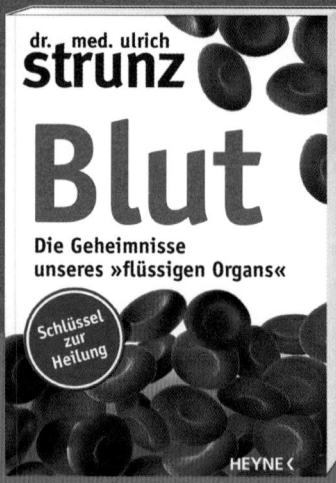